吴清忠 著

人体3
使用手册

养生的逻辑

神藏

天池

步廊

北京科学技术出版社

图书在版编目（CIP）数据

人体使用手册.3，养生的逻辑 / 吴清忠著.—北京：
北京科学技术出版社，2019.5（2019.10重印）
ISBN 978-7-5714-0281-5

Ⅰ.①人… Ⅱ.①吴… Ⅲ.①保健—基本知识②养生
（中医）—基本知识 Ⅳ.① R161 ② R212

中国版本图书馆 CIP 数据核字 (2019) 第 080403 号

人体使用手册 3：养生的逻辑

作　　者：吴清忠
策　　划：许苏葵
责任编辑：许苏葵
责任印制：吕　越
封面设计：王　萌
出 版 人：曾庆宇
出版发行：北京科学技术出版社
社　　址：北京西直门南大街 16 号
邮政编码：100035
电话传真：0086-10-66135495（总编室）
　　　　　0086-10-66113227（发行部）　　　0086-10-66161952（发行部传真）
电子邮箱：bjkj@bjkjpress.com
网　　址：www.bkydw.cn
经　　销：新华书店
印　　刷：北京凯德印刷有限责任公司
开　　本：700mm×1000mm　1/16
字　　数：146 千
印　　张：13
版　　次：2019 年 5 月第 1 版
印　　次：2019 年 10 月第 2 次印刷
ISBN 978-7-5714-0281-5/R·2630

定　价：45.00 元

新版序　迎接中医科学化的未来

　　开发实现中医科学化所需要的仪器和治疗系统是我多年来的梦想，直到 2015 年，总算有了初步的成效。经过几个月大量临床应用案例的累积，我们对于仪器应用有了更深入的理解，并做了一些调整。因此，必须对我的第三本书进行较大幅度的修正，补充新的资讯，重新编辑出版。

　　这本书的内容主要有两个部分：第一部分是跟读者分享近几年来在养生方面的心得；第二个部分则是介绍我们近年来在中医科学化方面所做的努力及取得的进展。

◆一 养生心得

　　一个亲友得了干癣，当在医院里听到医生说"这个病是不会好的"

时，这位亲友的心情跌到谷底，总想为什么自己这么倒霉得了这种病。我想大多数人乍听到自己得了现代医学没有能力治疗的疾病，都会有这种感觉，面对这些疾病也不知该怎么办，总希望药厂能赶快发明一种吃一粒就能把病完全消除的药。

药厂开发新药当然依据人们的需求，但是这种只需一粒就能消除疾病的药物并没有出现，多数慢性病仍然缺乏治疗药物。很多慢性病不是因为缺少某种化学成分才发生的。生病很可能是一个人某个错误日常行为长期积累的结果。很多西药要么只是补充了某种化学元素，要么是影响神经递质调节，并没有从原因下手，自然也不会有理想的结果。

我利用调整生活习惯加上适当的经络按摩方法，花了一年多的时间，最终对慢性病治疗取得了一定效果。在本书中我以案例形式来说明慢性病是自己错误的生活习惯所产生的结果，我在给患者进行调理时主要采取的方法是，首先终止那些会产生疾病的行为，之后再利用经络按摩把过去行为留在体内的垃圾清除，这样治疗后效果好很多。在治疗过程中不需要用药，患者在家就能自己调理。

错误生活习惯造成的慢性病，只有从调整生活习惯着手才有机会痊愈。这是本书希望传达给读者最重要的概念。依据这个概念，慢性病的治疗只有患者自己努力才能得到改善。即使是最优秀的医生，最多也只能协助患者分析病因，找出调理和医治的方向。

◆一 中医科学化的进展

长期以来，西方的整合疗法和另类疗法（Complementary & Alternative

Medicine，CAM）为人诟病和质疑的是缺乏科学证据。20世纪末，这个领域的从业人员非常努力建立证据基础，也就是发展各种检测和验证工具。他们成立了证据基础整合及另类疗法的学会（Evidence Based Complementary & Alternative Medicine，EBCAM），期待在建立足够的证据基础之后，能逐渐在医学界慢性病领域中占一席之地。

中医和CAM有类似的困境，未来也希望在慢性病领域占有一席之地，取得成效。中医仿效CAM的做法是非常必要和可行的，也就是朝向EBTCM发展，建立具有证据基础的传统中医检测和治疗技术，我个人认为这是中医科学化最重要的目标。

现代中医的应用环境和古代有很大的不同。古代中医是中国唯一的医疗技术，它必须担负身体各种各样损伤的检查和治疗。时至今日，中医已不再是唯一的医疗技术，现代医学在许多领域都有非常显著的发展，例如细菌性传染病、外科手术、骨科、牙科、药物中毒等。

慢性病的调理和治疗是现代医学的弱项，却是中医有机会发展的领域。因此，将EBTCM的发展成果运用在慢性病调养方面，会使得治疗简单许多。

睡眠是导致现代慢性病的关键性因素之一。只要有良好的睡眠，许多慢性病就都有不药而愈的机会；反之，失眠则可能导致多种慢性病。自主神经失调的检测是现代医学诊断失眠最主要方法之一，此方法近似于中医诊断经络失衡的检测。但西医诊断的自主神经失调，只能笼统知道身体失衡了，而无法从中判断问题的根源。

经络仪最基本的功能是进行经络失衡的检测，将此功能运用在对慢性病进行经络检测，每一次测量结果都可以直接显现经络失调的细部状况，清楚标示出造成失衡的主要脏腑，然后根据检测结果，拟定当天的治疗方法或调理策略。

气场束是我和"中央研究院"陈建德院士共同开发的产品。利用自然界特殊的矿石创造出近似于气功师发出的气场，将之聚集成束状，可以直接从人体的穴位将气场输入。再将气场束与经络仪结合，构成一套全新的经络疗法，这是在仪器研究中比较重要的突破。

历经几个月的试用和调整，这套全新的经络疗法的治疗效果有很大的改善。初期多数使用者在调理后没有明显感觉，经过调整用法之后，近期大多数使用者在调理后都有非常明显的感觉，我最常听到的一句评语是"好轻松，好舒服"。

气场束可以在一小时内迅速改变人体脏腑的失衡状况，随后利用经络检测仪进行调理后的检测，再做调理前后的比对，可及时了解气场束的调理成效并做出调整。气场束输入的能量，近似于人体内部本身具有的能量，可以促使人体自愈机制更积极地进行器官损伤的修复。而这些人体内部的行为，都能通过经络仪的检测进行观察，使之成为一种和人体内部自愈机制衔接的调养手段。

期待这本书能带给读者更清晰的养生概念，以及更实用的养生方法。

2016 年 1 月 15 日

目录
Contents

第一篇　观念篇

第一章　换一种思考方式看医学与疾病 / 3

第二章　启动人体自愈机制是最有效的养生方式 / 7

第三章　自愈机制的运行逻辑 / 12

第四章　经络是体液的无形通道 / 20

第五章　膀胱经是身体的大排水沟，排除垃圾获得健康 / 28

第六章　建立低成本健康体系 / 32

第二篇　实例篇

第七章　恼人干癣，不药而愈 / 43

第八章　痛风的水肿现象不是病 / 51

第九章　改善毛囊环境，白发变黑，新发再生 / 55

第十章　哮喘的自然调理 / 61

第十一章　一探心理病因：堆积在人体的情绪垃圾 / 63

第十二章　心病还需心药医 / 71

第三篇　按摩篇

第十三章　每日简易按摩第一步：梳头 / 81

第十四章　每日简易按摩第二步：推背 / 85

第十五章　每日简易按摩第三步：心包经按摩 / 89

目录
Contents

第十六章　每日简易按摩第四步：其他经络的按摩 / 93

第四篇　仪器篇

第十七章　从中医的诊断价值谈起 / 101

第十八章　仪器化带来中医新发展 / 106

第十九章　经络调理的新技术：气场束 / 110

第二十章　经络仪检测的原理与运作 / 119

第二十一章　相对气血指标的发现与运用 / 129

第二十二章　经络检测与气场束调理成果解读 / 137

第二十三章　更专业的研究工具：实时监测经络仪 / 150

第二十四章　睡眠的仪器检测与调理 / 153

后记　一个心愿带来的无限期待 / 173

附录　读者问答 / 175

第一篇

观念篇

重新假设，找出病因，才能真正消除疾病。与身体
内部自愈机制紧密衔接的养生体系，才是最有效率
的养生手段。

第一章　换一种思考方式看医学与疾病

英国哲学家伯特兰·阿瑟·威廉·罗素（Bertrand Arthur William Russell），曾经就神学、科学和哲学做了简单的定义。

神学：一切涉及超乎确切知识之外的教条。

科学：已经被普世接受或认证的知识。

哲学：介于神学和科学之间的东西。

依照这些定义来看现代医学，大概只有解剖学、外科医学、细菌性传染病这几个领域可以归类于科学。慢性病和病毒性疾病，目前不但没有确切的解决方案，甚至连成因都无法确定。近年来逐渐成长的身心灵医学，在现代医学强调"眼见为真"的逻辑下，也许只有在物理学技术可以直接验证灵魂的存在后，才能进入科学领域，现阶段也只能归类于哲学或神学。前几年有些人把中医称为"伪科学"，也许称为哲学会比较合适。然而不只中医还在哲学层次，现代医学对于慢性病的理解，同样也停留在哲学的层次。

◆ — 慢性病的哲学思考

慢性病医学之所以无法被称为科学，主要是目前人类还没有理解身体完整的运行逻辑，特别是人体自愈机制的运行逻辑。只有在人类完全理解身体的各种运行逻辑，也具备了各种慢性病的痊愈方案之后，慢性病医学才能真正被称为科学。

因此，每当面对难解的慢性病时，我总是从哲学层次开始思考，找出解决的方案。首先需要思考的问题是："身体是很容易出错还是非常不容易出错？"这是一个哲学层次的假设，选择不同的假设，会发展出完全不同的应对方案，其结果自然也会完全不同。

现代医学把大多数的身体异常都归类为身体出错了，这是建立在"身体是很容易出错"的假设基础上所做的疾病定义。在本书的后续章节中，我分享了改善干癣的一个案例，在此就先以干癣来说明不同哲学思考假设下所发展的不同解决方案。

依照现代医学的定义，干癣被认为是皮肤不断有皮屑脱落，是表皮细胞异常快速增生所造成的结果，而细胞快速增生是身体的控制上出了问题，也就是身体出错了。

但若换另一个假设来思考这个疾病，假设"身体是不容易出错的"，表皮细胞快速增生并不是身体出了错，而是身体为了达到某种目的，故意促使皮肤细胞快速增生，以解决身体内部的某一个问题。

皮肤快速增生的结果，造成皮屑产生并不断地脱落，也许身体就是通过这种方法，排出一些受限于某种身体内部状况而无法排出的垃圾。也就是说，可能身体皮下正常运送垃圾的通道堵住了，或身体累积了过多有毒垃圾，超过身体负荷的极限，不得不用异常的方法从皮肤排出。有毒物质从皮肤排出后，可以避免通过肝肾等主要器官排毒，降低这些器官因毒素污染而损伤的可能性。相较于通过血液系统运送有毒物质，从皮肤排出是比较安全的方式。

从这种思考逻辑所发展出来的解决方案，并不是一味地设法终止皮屑脱落的表象，而是一方面检讨生活中是不是有什么毒素持续侵入身体，全面杜绝这种可能性，减少污染垃圾的产生；另一方面积极疏通皮下原有的体液通道（身体的垃圾运输通道），使正常通道保持畅通，异常通道自然就没有必要存在了。

我依循这种思考方向发展出全新的调理方案，最后终于克服了干癣这个难缠的慢性病。所发展出来的痊愈方案完全不需要药物，而是重点在找出生活中可能造成疾病的原因，改变行为并去除这些原因，再加上适当的物理按摩，促使身体内部的运输系统能更顺畅地运行。这个方案并不难，患者自己在家就可以做（详细说明请见第43页《恼人干癣，不药而愈》）。

◆ — 重新假设，找出病因，才能真正消除疾病

随后我用相同的思考逻辑，发展出其他几种慢性病的解决方案，都是回到最原始的哲学层次思考问题，先改变原有哲学层次的假设，重新

定义疾病，找出可能的成因。原因找到了，调理的方案自然浮现，这是以消除疾病原因为目标的做法。相对的，建立在"身体出错"的假设基础上的现代医学，发展出来的治病方案，则多数以消除疾病表象为目标。

比较严重的问题是，大多数医生都认为现代医学已经达到了科学层次，把许多假设当成不可质疑的真理，从来不考虑回到哲学层次重新修正原有的假设，永远停留在错误的假设基础上。

中医诊断疾病时，可以从气血、脏腑理论、五行理论等多种逻辑进行推理，找出疾病的根源。但是在进行这些推理之前，应该先分清楚身体的异常到底是身体出错了，还是身体正在做某件事而造成了异常的表象？然后再决定治疗方向，是要把症状消除尽快纠正身体的错误，还是帮助身体完成必要的工作？

当我们换一种角度思考，可以推敲出不同的病因，只有对症发展出合适的解决方案，才能从根本上治愈疾病。

第二章　启动人体自愈机制是最有效的养生方式

我的第一本书出版的时候，许多朋友很好奇，问我为什么用"使用手册"这么奇怪的书名来谈养生。这是因为我过去在计算机行业担任产品开发工程师，每当完成一个产品时，总是需要写一个使用手册。当我第一次看《黄帝内经》时，我很惊讶，这本最古老的中医经典著作的结构居然和我熟悉的使用手册非常相像。

通常电脑使用手册会说明系统应该在什么样的环境中使用，包括系统内部的主要结构、使用方法和维修。《黄帝内经》起始的章节，先说明了人体的生活环境，接着描述人体的系统，然后阐明人应该如何适应环境而生活，如果违反了这些生活的规律，人就会生病，最后再用很大的篇幅谈生病后应如何诊断和治疗。这些内容和电脑使用手册并没有太大的差别。

电脑使用手册通常是由系统设计工程师所撰写;《黄帝内经》的结构和内容，虽然很难让人相信是人体设计者所写的，但至少是从设计者的角度观察人体后所写出来的。若从这个观点来检视现代医学，会发现现代医学是从解剖学、疾病的表面症状出发，以眼见为真的逻辑，通过无数的观察和研究所建立的，可以说是从使用者角度观察人体所建立起来的体系。由于观察人体的视角不同，自然发展出完全不同结构的系统和方法。

◆一 人体内有各种待启动的"防毒软件"

因为设计工程师的背景，我习惯于从产品设计者的视角观察各种事物，包括人体。每当生病面对疾病时，我第一个念头总是：如果这个身体是我设计的，我如何设计才最理想？我是一个平凡的人，如果我能想到好的解决方案，相信全能的造物者必定比我做得更好。深入观察人体这么多年，我发现人体的设计极为完美，人体内部蕴藏的技术含量，远远超出人类现有的科学技术水平。

当我们在设计一部计算机时，一定要考虑维修的问题，因此会在机器上留下维修时可以拆卸的螺丝。近年来，计算机里还增加了自我检查及自动修复硬盘的功能。这些被精心设计的计算机，其使用期限最多也不过五年。相较于计算机，人体的使用期限长得多，而且原始的世界没有医院，不存在维修人体的机构。所以，若要让人体能在世上存活数十年，一定要在人体内部安排强大的自我维修功能，甚至必要时可以自行更换老旧及耗损的零件。

然而，现代医学对于人体这种自动修复能力的研究和理解很少，极少利用人体的这项能力，几乎可以说是完全忽视其存在。当治疗疾病时，基本上假设人体不存在这项自我修复能力，完全利用外在的手段来对付疾病。

用一个计算机行业的比喻，比较容易说明这个问题。假设治病就像对付电脑病毒，现代医学的医生，就像是不知有防毒软件存在的计算机高手，只能自己动手逐一找出病毒。这种方法既辛苦效率又低，清除病毒的速度跟不上病毒入侵的速度，永远也清不完。相对的，大多数现代的计算机使用者并不具备清理病毒的能力，但是只要在计算机里安装防毒软件，按一个键启动软件，计算机就会把几乎所有病毒清理干净。

实际上人体的设计者可能早就把应付各种问题的软件存在身体里了，可是在现代医学的治病过程中，这些软件全部派不上用场。医生们就像一群不用防毒软件的"计算机高手"，完全用自己有限的能力在应付各种他们也不理解的问题。也许这就是为什么有那么多慢性病治不好，且医疗费用节节升高的原因之一吧。如果能够更早熟悉身体内部存在哪些有用的软件，适当而有效地利用这些软件，可能会使治疗疾病的效率大为提高。所以养生时就要明白，身体早就有各种治病的软件，大多数损伤都能自己修复，只要会按那个启动自愈机制的键就行了。

人体自我修复软件功能非常强大，不但能调节脏腑间不平衡的状况，修复各式各样的损伤，还能自己更换零件。人体的自愈机制能够自己诊断、自己调度能量、自己决定何时修复哪个器官……唯一的要求是，气血要充足，同时晚上要好好睡觉。身体大多数重要脏腑的修复都是在夜间睡着的时候进行的。只有在大脑休息时，身体才有足够的能量进行重要脏腑的修复。

会按键启动软件防毒的计算机白痴，可能比一个全凭个人技术杀病毒的计算机高手还要厉害。就像许多高寿老人都出现在交通不便、信息不发达的乡野，他们没读多少书，不懂太多医学或人体的知识，也不常找医生治病，却能活得又长又好；而精通医术的医生中却少有百岁老人。统计数字显示，医生的平均寿命比一般人还低，不能说没有这方面的原因。

◆— 结合人体自愈功能的养生体系

所以，能帮助身体启动自愈机制的养生方法或服务，也就是一种和身体内部自愈机制紧密衔接的养生体系，可能是最有效率的养生手段。认识到人体自动修复功能的强大后，我开始潜心投入研发养生产品的工作。

2015 年，费时多年开发的养生设备终于构成完整的系统，其中包括检测和调理的设备。这套设备最重要的特点是将检测和调理紧密结合，首先，每一天要调理哪条经络，是由当天检测的经络状况来决定；其次，在调理过后再度检测经络，看是否出现预期的改变，以此来验证当天调理的成效。

整套调理的方法除了经络调理之外，使用者生活作息的改变才是最重要的部分。在使用这套系统之前，我们会先检测使用者的气血能量，这代表了他整体的健康状况；在调理过程中，每个月也会测量使用者的气血能量，以确认其健康状况是否如期获得改善。

除了专门设计的调理方法之外，还必须要求使用者调整生活作息，目的只有一个，就是提升身体总体能量，让身体内部的自愈机制能充分发挥。因此，这是一套和身体自愈机制充分衔接的养生系统，也是真正善用身休先天资源的一种全新的、科学化的养生方法。

第三章　自愈机制的运行逻辑

关于人体自愈机制的研究论文和相关书籍非常少，西方讨论自愈机制的书籍也只谈观察到人体自愈机制克服了哪些难治的疾病，他们没有中医的逻辑体系，只看到最终结果呈现出人体拥有强大的自愈能力，对于中间过程没有太多的观察和记录，无法整理出系统化的理论和方法。虽然中医是以促进人体自愈机制来去除疾病，但同样没有太多文章或书籍真正谈论身体的自愈机制。

在研究之初，由于缺乏外部参考资料，我只能自己观察人体自愈机制的运行。依据对中医理论的理解，整理出几个自愈机制运行的逻辑，在此与读者分享。

我们要运行任何一个独立的系统，必定要先有足够的能量，自愈机制的运行也不例外。影响人体自愈机制运行最重要的因素是身体的能量。在观察人体自愈机制运行的过程中，我发现人体存在着一个非常精确的能量管理系统，这个系统能够随时掌握身体精确的能量水平，再依据人体能量状况安排适当的修复工作。

◆一逻辑一：在气血充足的条件下，身体才能做预防性的维修

身体的修复工作分为预防性的维修和故障性的维修。在气血透支的状态下，身体只能做故障性的维修；只有在气血充足的条件下，身体才能做预防性的维修。

图 3-1 是我在《人体使用手册》中提出的人体气血能量示意图，图中第三条水平虚线介于阳虚和阴虚之间。自这条线以下，身体进入能量透支的状态，即日常产生的能量不足以满足每天的消耗，只能透支身体过去积存的能量。这时身体会适当地限制自身的修复能力，只对会危

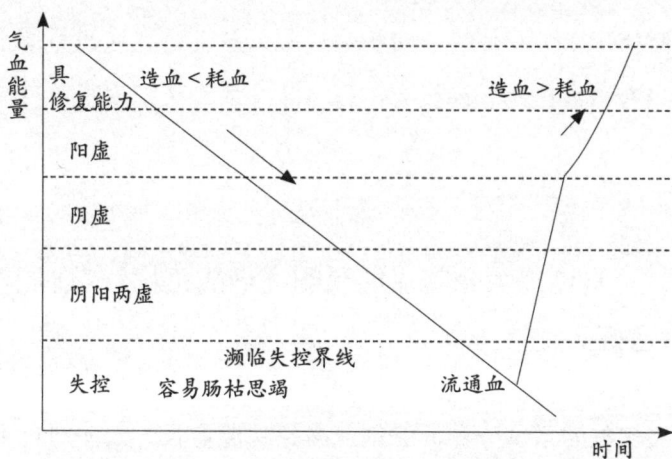

图 3-1　人体气血能量示意图

及生命的损伤进行必要的修复。

身体的修复就像汽车的保养一样，汽车的保养分为定期保养和故障修复两大类。定期保养不做，汽车仍然可以使用，只是比较容易出现故障。当汽车真的出现故障时，如果不进行修复，汽车就不能继续使用。定期保养只有在使用者时间和金钱状况都较宽裕时才会进行；故障修复则只要想继续使用汽车就必须做好。

身体自愈机制的运行，同样会衡量身体的能量状况。只有能量充裕时才会进行各项预防性的修复，让五脏六腑经常保持在最好的状况。倘若身体处于气血能量透支状态，这些预防性的修复工作就暂时停止，只进行不得不做的故障修复工作。如身体出现出血性的外伤，受到严重寒气或外来病菌入侵等，这些损伤不进行修复可能会危害生命，此时只要身体还有一点能量，就会开始进行这一类的维修。

这个逻辑可以解释为什么许多人在壮年时期工作忙碌，生活作息不良，但长期都没有生病——其实是身体处于气血透支的状态，身体的自愈机制暂时休工了。身体维修时总会产生某些不适，这些不适常会被当成疾病，只有自愈机制长期没有进行，才会那么久都没感觉身体有任何不适。

◆一 逻辑二：自愈能力和气血能量的高低成正比，气血能量愈高，修复能力愈好

就像大多数的系统一样，能量愈高，功能愈强。人体的自愈能力和气血能量的高低成正比，气血能量愈高，修复能力愈好。修复能力的好

坏，反映在修复的内容不同，以及修复完美程度的差异。

中医理论认为寒气进入身体会先停留在皮肤表层，等表层积存满了再进入经络，当有寒气再侵入则进入腑，最终进入脏，通常寒气最后会进入肺脏。也就是随着寒气侵入次数的增加，积存的寒气会逐渐深入人体。改变生活作息使气血能量升高时，身体会先排除皮肤表层、经络和腑的寒气，这时出现的症状主要是打喷嚏、流鼻涕，偶尔还会喉咙痛和咳嗽。

等到气血能量上升到更高水平时，才会开始排除肺脏的寒气。这时候就会出现重感冒的症状，除了打喷嚏、流鼻涕、喉咙痛之外，还会有头昏、全身无力、咳嗽、发热等症状。儿童的气血较成人高，因此经常出现排肺脏寒气的重感冒症状；成人随着年龄增长，气血能量日衰，感冒发热的机会越低，到最后连打喷嚏、流鼻涕、喉咙痛等排体表和经络寒气的症状也越来越少。

从寒气的例子可以明显看出，身体自愈能力会随着气血能量的降低而越来越差。相反的，如果将生活习惯从长期晚睡调整为早睡、多睡，并且做些经络调理，使气血能量逐渐回升，身体的自愈能力会愈来愈好，会把过去因为生活作息不良在身体上所积累的损伤，一一进行修复。在这段长期修复的过程中，身体就会不断出现因各种修复而造成的不适。

中医经典著作《黄帝内经》在"四气调神大论"章节中，详细告诉人们应该如何适应四季气候变化而生活，也阐述了四季和五脏之间的关系。四季变化中，温度是最重要的因素。冬季气温低，身体需要集中大量气血在重要的脏腑，为脏腑保温，防止受到低温的伤害。此时身体没有多余的气血能量进行损伤修复，只对会危害生命的重大伤害进行修复，那些可以留到气温回升再做的修复工作，都先被搁置下来，等到春天气温回升时再处理。

最常见的情形是冬天穿得不够暖和，少量的寒气不断侵入身体，但由于对身体暂时不会造成太大的危害，身体就先将这些寒气储存下来，如前所述，等到皮肤表面存不下就往身体深处存放。除非身体突然受到强烈寒气的侵袭，才会即时反应。

到了春天，气温回升后，用来为脏腑保温的气血有一部分被释放出来，身体有了多余的能量，就开始清理冬天积存的寒气，将之排出体外，这时就出现打喷嚏、流鼻涕等感冒的症状。此时，人们并不会联想到这些症状是冬天受寒遗留下来的问题，总以为是病毒感染，或春天花粉特别多所造成的过敏现象。下一个冬天还是继续穿得少少的，喷嚏就一年一年不断地打。

当气血能量水平不同时，身体除了做不同的事情之外，针对同一损伤也会有不同程度的修复。许多从中年开始养生的人都有一种经验，气血能量增加之后，以前得过的病都会重新再患，多年前摔伤的地方又开始痛起来。这种现象说明身体气血不足时，某些身体的损伤因为能量不足，只能就当时气血能力修到最好，而无法完全修复。直到气血能量增加，身体才会再度启动修复机制，将损伤修复得更完善些。

◆ 一 逻辑三：不同的气血水平或季节修复不同的脏腑

在我的经验里，心脏的修复需要很高的气血能量水平才能启动。一年四季中，夏天气温较高，身体把所有用于脏腑保温的气血全部释放出来，所以只有在这个季节，身体才有足够的气血启动心脏的修复。

心脏的修复现象在成人身上很少见，比较常见于儿童。主要是因为儿童气血能量较高，身体各方面（包括脏腑）都是新的，经络中的堵塞也少，整体条件远较成人为佳。如果在夏天中暑，伤了心脏，就可能在当季或下一年的夏天启动心脏修复工作。这种修复似乎在清晨五点至七点间进行，虽然孩子外表看似睡得很熟，但实际上身体在耗费很多的能量进行修复工作，非常疲累，随后很难在正常时间起床，会出现赖床的现象，有时候甚至会睡到中午才起得来。因此，有时孩子暑假早上赖床，可能身体正在修复心脏，应该让孩子睡到自然醒。

成人气血低时，经络也容易堵塞，脏腑状态没有儿童好，如果有心脏方面的问题，除非经过长时间调养，使气血能量达到一定高度，且经络通畅后，身体才会在夏天启动心脏的修复工作，这时也会出现晨起赖床的现象。

◆ 一 逻辑四：五脏平衡为自愈机制运行顺序的决定指标

在做气场束和实时经络仪的实验时（详见第119页《经络仪检测的原理与运作》），我们发现只要能提升肾气，身体自然会朝五脏平衡方向改变。也就是说，只要气血充足，五脏会自然平衡，脏腑功能因此才能处于最佳状态。所以，五脏平衡自然也是自愈机制在决定修复优先顺序中非常重要的指标。

自愈机制的运行，必须通过修复各个脏腑中的损伤，不断提升每一个脏腑的能力，同时还要兼顾维持五脏六腑的平衡来完成。因此，自愈机制必定存在着自我检测的能力，可随时觉察出能力最差的脏腑并对其进行修复，而修复损伤的目的在于提升脏腑效能。

在修复能力最差的脏腑过程中，该脏腑的能力会逐步上升，脱离能力最差的地位。等到自愈机制修复工作告一段落，就会继续检测当下气血能力最差的脏腑，重新启动修复功能，形成修复工作在脏腑之间不断转换的现象，而各个脏腑的效能则呈现螺旋式上升的态势。这种顺序控制的修复方式，既能使身体整体能力不断上升，还能兼顾随时保持脏腑的平衡。由于修复工作多少会造成一些身体上的不适，每个脏腑修复时出现的不适也都不同，故这种持续转换脏腑修复的作业模式，会使得身体不适的症状不断变化。

身体自愈机制所订定的优先顺序和人们期望的优先顺序是不同的。例如，人们总希望先解决外表看得到的问题，如肥胖或皮肤方面的问题。但是自愈机制考虑的是生命安全和脏腑整体效能。从这些方面考虑，肥胖和皮肤问题对生命危害的可能性，远远低于五脏六腑中存在的问题，因此身体往往将它们放在最后处理，等五脏六腑中的问题都解决了，才开始清理身体各处所堆积的垃圾，之后肥胖和皮肤的问题才能真正解决。

◆ 一 逻辑五：经络通畅是自愈机制顺利运行的重要条件

在治疗干癣的实例中，经络不通畅是疾病的主要原因之一。因此，疏通经络是启动干癣自愈机制的重要手段。每天按摩经络，可使经络中的体液顺畅流通，垃圾顺利排出体外，不必再借助皮肤快速增生、脱落皮屑来排除废物，干癣的症状自然会随之慢慢消失。

在皮肤的康复过程中，身体会排除坏死的组织，产生垃圾，由于发生在体表，故垃圾直接掉落地上。体内的修复工作，同样也会产生垃圾，这些垃圾无法直接掉到地上，需要溶解于体液之中，再随血液或体液循环运走，最终则从小便排出。

这些新增的垃圾会大幅增加体液和血液运输系统的负荷。血液中的垃圾变多，静脉中的血液品质会暂时性的变差，等到垃圾顺利经肝肾过滤、从小便中排出体外之后，血液的品质又会恢复正常。随着血液中垃圾的增多，经络中的垃圾量也会增加，如果经络本来就不通畅，这时就有可能在经络某些部位出现疼痛的感觉，此时最好勤加按摩心包经和膀胱经，提升经络排除垃圾的能力。此外，运动也是疏通经络很好的方法，可以适当增加运动量，帮助排除体内废物。

◆ 一 养气血、通经络是自愈之王道

综观上述自愈机制运行逻辑，养足气血是启动自愈机制的关键，同时也是身体能长期持续运用自愈机制修复各种损伤的最重要条件；而疏通经络则有助于将自愈机制运行过程中产生的垃圾顺利排出体外，不致因过多垃圾堵塞，导致脏腑运行失灵，形成新的慢性病。

从事养生活动和到医院治病的主要差异，在于养生并不针对身体某个器官，也不针对某一项疾病，而是着重于提升身体总体的能力。所以，养气血和通经络，是提升身体自愈能力最重要的方法，也是养生活动最主要的目标。

第四章　经络是体液的无形通道

"经络是人体的体液通道"，这个概念源自于日本的藤田六郎、高野千石与中国的瞿养刚、吴善令、张维波等经络研究学者所提出的"经络的体液通道论"。我根据这个概念，发展出一套居家按摩方法，在过去几年间，协助周围亲友克服了几种难治的慢性病。这套按摩手法非常简单，不需要认准穴位，只要在大概位置按摩，即能达到目的，很适合非专业人士在家施行。

本章主要说明人体体液流动的理论研究，对于这类科研理论不感兴趣的读者可以跳过，直接阅读下一章节。而对于从事按摩推拿相关工作的专业人士，这个章节的内容也许会对您的工作有所帮助。

上海复旦大学费伦教授及丁光宏博士等多位研究人员在他们发表的一篇论文《人体组织液定向流动的流体力学模型》中提到：身体大多数

微血管的分布杂乱无章，而且没有任何规律（见图4-1），唯独穴位点附近的微血管与经络呈现平行现象（见图4-2）。他们在深入分析后，认为这种现象加上相邻两个穴位点之间的血压差，有机会在两个穴位点之间创造出血管外的体液流场，也就是体液会在两个穴位之间流动。因此，把所有穴位点连接起来的经络，就成为一条条没有管道的体液流场。这个研究使经络有了具体的面貌。

◆ 一 经络是人体的排水沟

人体的经络分布于全身表面，可以说全身皮下组织的所有细胞都生存于各经络之中，也就是存在于一条条体液流场所构成的河流之中。这些平行的微血管包含动脉微血管和静脉微血管。

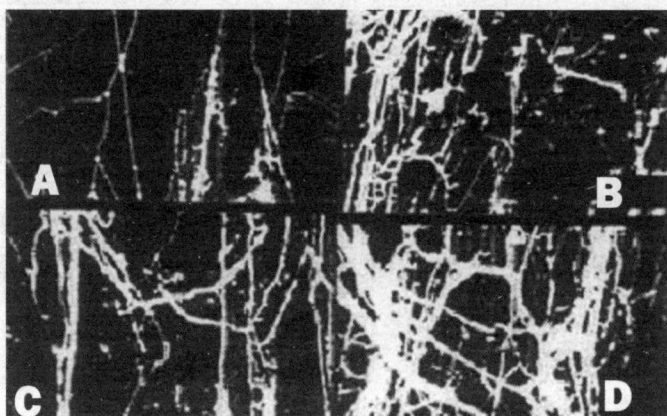

图4-1　人体多数的微血管呈现不规则状

（资源来源：上海复旦大学论文《人体组织液定向流动的流体力学模型》）

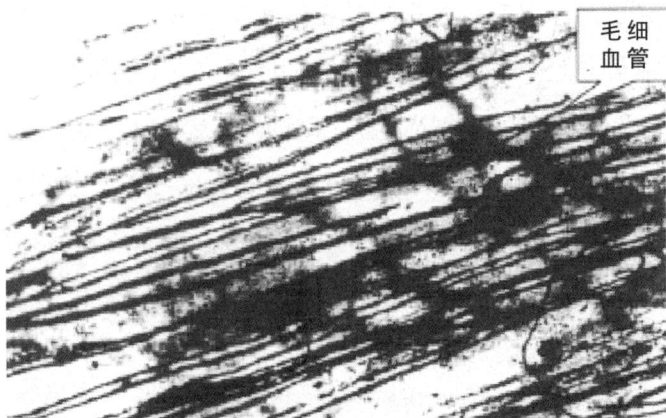

毛细
血管

图 4-2　穴位点附近的微血管呈现平行于经络的状态

（资源来源：上海复旦大学论文《人体组织液定向流动的流体力学模型》）

动脉微血管是身体供应细胞养分的通路，养分会从血管壁渗出，进入经络形成的体液通道。这些养分漂浮在体液中，漂到细胞附近时，就会被细胞所吸收。细胞也会将产生的垃圾排进体液。这些含有垃圾的体液同样漂浮在经络所构成的体液通道中，有一部分漂到静脉微血管附近，渗入静脉微血管，进入血液循环系统，最终经过肝肾过滤，由小便带出体外（见图 4-3）。

另外一部分含有垃圾的体液会沿着经络的方向流动。由于膀胱经上存在着和人体主要经络对应的背俞穴（即每一条经络进入膀胱经的入口），使膀胱经就像是身体的大排水沟，所有流动在经络中的垃圾最后都会排入膀胱经，通过膀胱俞穴排出体外（见图 4-4）。

这种经络中体液的流场，只有在活体下才能观察到，因为解剖的人体没有血压，所有体液的流动都停止了。然而在现有的科技条件下，并没有适当设备可以观察活体的体液流动状况，因此这个体液运行模型仍

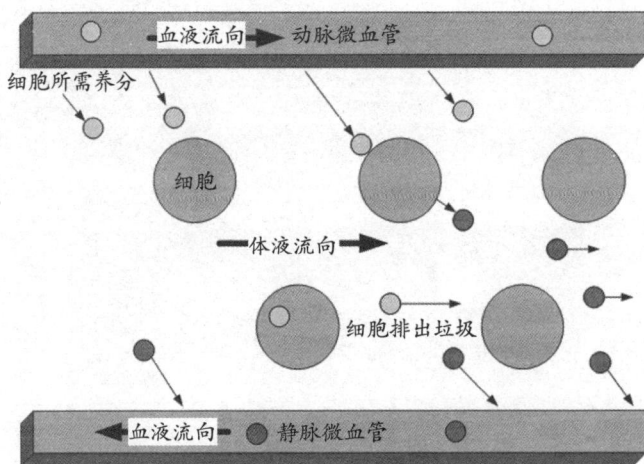

图 4-3　经络体液通道示意图

处于理论阶段，只能利用数学计算的模型推测其可能存在，暂时无法得到"眼见为真"的实证。

　　在上海复旦大学的研究中，研究者曾经注射微量放射性物质进入经络，证实药物确实会沿着经络的方向流动，也就是中医所说的"药物循经"确实存在。这个实验也证实了经络是一个没有管道的体液流场。

　　从前面图 4-3 的体液运行示意中可以发现：人体的体液垃圾运送通道，除了已知的血液循环系统之外，可能还有一个备份通道，即体液垃圾循着经络中体液流动系统运送，而这个通道尚未被医学界所认知和验证。

◆ 一 通过按摩可加强经络中体液的流动

　　相较于血管系统，经络系统存在于皮肤下方，可以从体外通过按摩

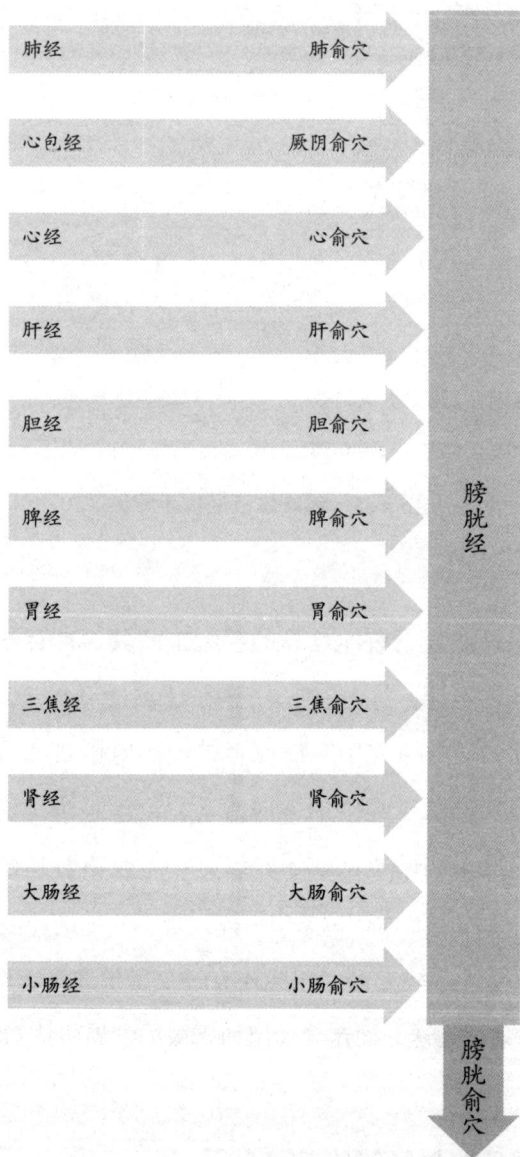

肺经   肺俞穴

心包经   厥阴俞穴

心经   心俞穴

肝经   肝俞穴

胆经   胆俞穴

脾经   脾俞穴

胃经   胃俞穴

三焦经   三焦俞穴

肾经   肾俞穴

大肠经   大肠俞穴

小肠经   小肠俞穴

膀胱经

膀胱俞穴

图 4-4　膀胱经是身体最大的排水沟，所有经络的垃圾都汇集到膀胱经再排出

的方式直接促进体液的流动，比较容易施加外力来改善其运输效率，进而带动整个人体的垃圾及营养的运输效率。

当血液循环系统的运行出现问题时，如果能够利用调理手段，促进经络体液系统的流动，加快体液中垃圾的排泄，提高运送效率，就有机会减轻心血管系统的负荷，进而减缓血液循环系统恶化的速度。因此，理论上应该也能使心血管及肝肾方面的疾病获得改善。

许多人在做了中医经络推拿之后，健康得到明显的改善，很可能就是因为加大了经络系统排泄体液中垃圾的效率。因此，费教授他们所做的研究，可能是经络推拿手段能够改善健康状况非常重要的理论基础。

身体的经络都是垂直方向的，有从手到头的，有从头到脚的，也有从脚到躯干的……经络中体液的主要通道都在骨头和骨膜之间的夹缝，因此，大多数的经络都沿着骨头分布（见图4-5）。

经络存在着一个很特别的现象，即每一条经络上的穴位似乎都是等高的。把每条经络等高的穴位横向连接起来，加上原有的各条经络，就形成了一个矩阵的分布图。这些横向的经络，似乎对应着横向的肋骨，而肋骨很可能和各条经络纵向的骨头一样，也存在着较大流量的体液通道，各条经络中的体液会循着肋骨流至背上的膀胱经。因此，膀胱经上与各条经络相关的背俞穴，多数分布在背上肋骨的区域。

也就是说体液中细胞产生的垃圾有两个排出管道，一是渗入静脉微血管进入血液，沿着血液循环系统，经过肝肾过滤，再将垃圾排出体外；另一管道是沿着经络流动，最终流入膀胱经，经由尿液排出体外。

膀胱经的按摩就是依据这项推理发展出来的。按摩目的在于促进膀胱经中的垃圾往下方膀胱俞穴移动，减少膀胱经上连通各经络背俞穴中堆积的垃圾，使各经络进入膀胱经的通道保持畅通，如此就有机会改善全身经络的通畅，促使经络排除垃圾的功能充分发挥。

在物理学中存在着理论物理学和实证物理学，医学也应该有这两个体系。现代医学体系更像是"实证医学"，中医则比较像"理论医学"。中医可以利用推理找出需要验证的地方，并预测在实证中可能出现的现象；西医则能利用现代科学工具，验证这种现象是否真的存在。

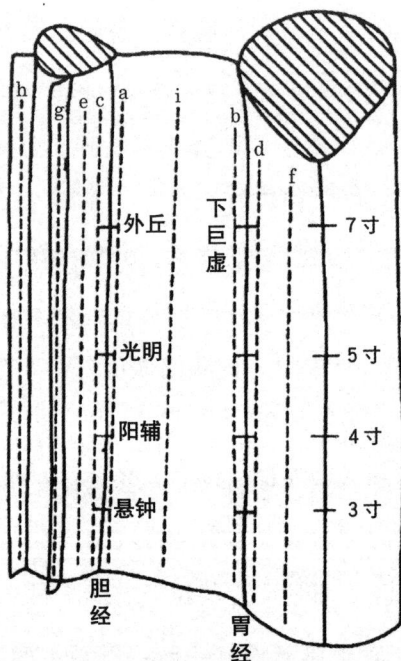

图4-5 经络的穴位点多数在骨膜和骨骼相交的位置

（资料来源：1998年3月中国《科学通报》第43期第6卷《经络物质基础及其功能性特征的实验探索和研究展望》）

如果这个推理为真，膀胱俞穴和膀胱之间应该存在着一个较大流量的体液流场，同时膀胱中的尿液，除了从肾脏和输尿管流进膀胱之外，可能还存在着其他流入的通道。这些通道的寻找和验证，运用现代解析度较高的磁共振（MRI）设备应该有机会观察到。

第五章　膀胱经是身体的大排水沟，排除垃圾获得健康

生理的养生只有两件事：一个是"**养气血**"，另一个就是"**排垃圾**"。这是我研究养生多年所得出的结论。

我在第一本《人体使用手册》中提出的一式三招，就是适合现代人养气血、提升身体总体能量的方法。在本书中我特别介绍依据人体体液流场理论发展出来的按摩方法，这种方法简单易学，每次只要十分钟，可以每天做，主要功效在于促进经络的通畅，提升身体排除垃圾的能力。只要做好养气血和排垃圾两件事，健康状况必定能逐步改善。

◆ — 膀胱经是人体最特别的经络

　　上一章简单提到膀胱经在排除垃圾方面扮演的角色，在此进一步说明按摩膀胱经的重要性。膀胱经是身体最特别的一条经络，膀胱经以外的经络，在躯干部位最多只有左右各一条，唯独膀胱经在人体背部脊柱左右各有两条，而且其他脏腑的相应经络在膀胱经都有一个对应的背俞穴。

　　心经对应"心俞穴"，肝经对应"肝俞穴"，脾经对应"脾俞穴"，肺经对应"肺俞穴"，肾经对应"肾俞穴"，心包经对应"厥阴俞穴"，小肠经对应"小肠俞穴"，胆经对应"胆俞穴"，胃经对应"胃俞穴"，大肠经对应"大肠俞穴"，三焦经对应"三焦俞穴"，每一个背俞穴都是那条对应经络进入膀胱经的入口。还有一个"膀胱俞穴"，则是膀胱经的出口。

　　从这些穴位的名称和位置，可以推论脏腑对应的经络，在身体的躯干可能也存在着横向的体液通道，而流动的体液中带着垃圾，会沿着横向通道流向背后的膀胱经。所有经络汇流到膀胱经的体液垃圾，再沿着膀胱经的膀胱俞穴流进膀胱，最终排出体外。

◆ — 每天十分钟，按摩膀胱经

　　依据这个理论，顺着经络流动的方向，可以通过推拿按摩，促进带有垃圾的体液流动，保持膀胱经的通畅。一旦没有垃圾堆积在各个脏腑对应

的背俞穴中，连接在膀胱经上的十一条经络就能拥有通畅的出口，可快速将经络中的垃圾排进膀胱经。当各条经络中细胞周围的环境保持洁净和通畅时，各经络相应的脏腑功能就能获得提升。膀胱经就像一个城市的主要排水沟，只要下游的大排水沟通畅了，上游的水沟就不容易堵塞。

我们家每天晚上都有一项必做的功课，就是家人之间互相进行一套简易的按摩，一年多下来，收到很好的成效，在此分享给读者。

这个方法可以有效缓解一些不容易治愈的慢性病，例如过敏性鼻炎、哮喘、各种皮肤病等；也能改变身体的体型，如脊柱侧弯，过度肥厚的肩背、臀部和大腿等。这个方法操作简单，重点在于要每天不间断地进行。

由于是每天做，所以每次做的效果只要能维持一天即可；不像到按摩店里请人按摩，按摩一次需要维持几天的效果，所以要有一定的劲道与手法。在家按摩不必用到专业手法，也不需要精确的认穴技术，只要按摩相关的经络即可。容易学，操作简单，按摩一次也只要十分钟，所以这种养生方法才好长期坚持。

按摩部位分为头部、背部和手部，重点在背部膀胱经，目的在于疏通膀胱经，进而疏通全身经络，促进身体整体的新陈代谢。这不但是最理想的抗衰老方法之一，也是对付青光眼、失眠、哮喘、便秘、各种皮肤病等难治慢性病的有效方法，是一条可以自己掌握的方法。如果能长期坚持每天做这种按摩，自然会看到明显的效果。

此外，仔细观察年轻人和中年人的外观，会发现年轻人的脸比较瘦削，中年人脸上的肉比较厚，那些多出来的肉，都是经络里排不出去的垃圾堆出来的。这些多出来的肉，不仅在脸上，在全身许多部位都看得到，尤其是背上。背上厚厚的肉，因为照镜子时自己看不到，通常不容易引起注意，故很少有人会刻意消除，但是这个部位的厚肉却对健康影响很大，会直接阻塞全身最主要的垃圾出口——膀胱经。膀胱经不通畅，很容易导致其他十一条经络也跟着不通畅，进而演变出各式各样的疾病。

因此，常按摩膀胱经使身体排泄通道保持畅通，再加上早睡早起的良好生活习惯，经过一段时间后，会发现最明显的变化是整个背部慢慢变薄，臀围也会变小，脸上肤色慢慢变得白晰，就连由于年纪增长而皮肤上长出的异物，也会在不知不觉中逐渐停止增加。这些现象都是体内垃圾能够被顺利运走的结果。

本书特别设计的按摩篇，将会详细说明每日简易按摩的步骤与方法，带领大家实践养气血、排垃圾的健康方法。

第六章　建立低成本健康体系

2009 年我参加了中国科学院深圳先进技术研究院的一场研讨会，讨论主题是"低成本健康体系"，那是我第一次听到这个名词，之后也就喜欢上了。我年轻时是一个机电工程师，在台湾的生产力中心从事推动"低成本自动化"的工作，没想到中年转进健康领域，居然还能重新推动以"低成本"为目标的工作，为人们的健康寻找一个低成本的解决方案。

◆一 何谓低成本

什么样的医疗方法才能真正做到"低成本"？我直觉认为，只有**"建立于充分利用每一个人体自愈机制的健康体系"**，才会是真正低成本的健康体系。

医疗支出的不断增加，是当前世界各国共同的问题。根据统计，2009 年美国的总医疗相关支出达到 24720 亿美元，占国民生产总值（GDP）的 17.3%。平均每一个美国人每年要负担超过 8000 美元的医疗费用，这是一个非常高的数额，平均每人的医疗费用超过收入的六分之一。中国的卫生总支出在 2010 年达到 19600 亿元人民币，约折合 3100 亿美元，占 GDP 近 5%。但是这项支出从 1978 年至 2005 年，平均每年增长 11.47%，增加速度高于 GDP 的增长速度。三十多年来，中国（台湾地区除外）卫生总支出增长超过六十倍。台湾地区在 2010 年医疗支出约 289 亿美元，人均支出大约 1242 美元，占 GDP 的 6.7%，这一数值是亚洲最高的。各国医疗费用占 GDP 的比例不断升高，说明每一个人每年花在医疗上的支出都在持续增长。

从以上这些数字，可以看出为什么中国政府要开启"低成本健康体系"的科研课题。随着医疗费用不断增长，没有全民健康保险制度的中国，未来可能会和美国一样，出现愈来愈多人没钱看病的社会问题。

20 世纪以来，以资本主义为主的西方世界，由发达国家主导着医学的研究和发展方向。这些研究和发展方向的控制，又全部掌握在制药厂手上。多数的研究经费来自药厂，药厂的利益引领着整个制药业的发展，制药业再引领整个医学界的发展。这是市场经济规则下自然发展出来的局面。

所有参与医学研究的机构，都是商业机构和团体，而追求利润和不断增长的企业规模，是任何商业机构生存的必要条件。在这样的结构之下，全球的医疗支出自然会不断增长，现在已经无法分辨医疗费用的增长，是人们健康的需要还是医疗产业发展的需要？有些医疗产业发展早已偏离"救死扶伤"的基本存在价值，走向完全利益导向的商业发展规律之中。

◆ 一 低成本体系建立在人体自愈机制上

发展低成本健康体系，必须建立在"充分发挥每一个人的自愈机制"的基础之上。这个课题，最重要的是要搞清楚什么是"人体的自愈机制"？它有什么样的功效和能力？在过去一百多年里，有关这方面的研究很少，因为这种研究不会发展出太多的药物可供销售。相反的，如果在这个方向研究出成果，可能还会影响药厂的既得利益，自然不会有药厂投资做这方面的研究。

研究"人体的自愈机制"，是对医疗产业之外大多数人都有利益的事情，也许由政府或公益资金投入会更合适，从这一点也能看出医疗产业和大多数人的利益存在着某种程度的不一致。

现代医学大概只有在各种皮肉伤口的复原上，运用了人体的自愈能力；而面对大多数的慢性病，现代医学几乎假设人体自愈机制并不存在。在疾病定义上，现代医学最常见的判断模式，是把大多数身体的异常现象都归类为疾病。由于人体自愈机制运行时，身体会显现出某些异常现象，在现代医学把所有异常都定义为疾病的逻辑下，必定有大量身体自愈机制所造成的异常被当成"疾病"，并花下大笔费用针对被错误定义的疾病进行"治疗"。这些治疗可能会中断身体自愈机制的运行，不但无法改善身体的健康，甚至会制造出更多、更大的问题。虽然实际的结果可能对患者的健康有害，但是却能够创造医疗产业更多的营收利益。

也许有一天人们会发现，我们这个时代花费了巨额的医疗费用，但这些费用并没有减轻人们的痛苦，反而创造了更多的疾病和痛苦。我们可能身处于有史以来医疗费用最高的时代。过去没有这么高，如果医学的发展方向正确，未来也不会这么高，今天的医疗费用可能是未来的很多倍。

◆ 一 只需促进自愈机制的效能

以干癣的例子来做说明，大家应该可以更快理解。现代医学认为干癣是不明原因造成皮肤异常的快速增生，把"皮肤快速增生"定义成了疾病本体，所有治疗的目的都在终止症状，也就是终止"皮肤快速增生"。然后药厂就组织了专家群开始研究能使这个症状终止的药物，确实也有几种有效的药物被开发出来，但是大多数人使用这些药物后，症状虽然消失一段时间，不过只要一停药很快就会再度复发。复发之后，可能原来的药物就失去效用，久而久之，干癣就成了不治之症，使许多人困扰数十年。由此可见，药厂和医院并没有真正解决患者的问题，然而他们却从这个疾病中获得了巨大利益。

现代医学将干癣定义成皮肤异常快速增生，这种定义疾病的模式，是假设身体不存在自愈机制，或假设身体是一个很容易犯错的系统，只要一有异常，就将之归类为系统出错了。这是建立在对身体系统完全缺乏信心的一种假设上。

从常理来看，和年轻人相比较，老年人的身体通常比较差，但干癣好发于年轻人，老年人反而很少出现。所以根据事实可以推论，这个疾病常发生在身体条件很好的人身上。如果调整假设，从给予身体更大信任的角度来思考，假设干癣这种症状不是身体出错，而是身体在做某件工作所造成的现象，再进一步思考这个症状可能的原因，会不会有不同的结果？

比方说，由于干癣症状是不断地从皮肤上掉落皮屑，假设身体是通过皮肤排泄某些垃圾，那么皮肤细胞快速增生也许就是身体排毒的一种特殊手段，从这个推论可以发展出疏通经络的治法，协助身体更有效率地排毒，把毒排干净，病自然就好了。

这种推理的方式，首先假设身体拥有强大的自愈系统，在启动自愈机制运行时，可能会产生各式各样的异常现象……这是和现代医学完全相反的假设。再就症状推测自愈机制可能运行的作用和目的，调理方案主要着重在协助自愈机制更有效率地进行并完成工作，而不追求快速终止表面异常的症状。

使用上述思考方式调理干癣，虽然整个过程长达一年多，但秉持着坚定的信念和极大的耐心，最终仍是成功克服了这个"疾病"。这样的调理方案，将外在调理和身体内部的自愈机制完全衔接起来，即是一种充分发挥身体自愈机制的方案。

整个调理过程中，没有任何药物进入身体，也未做任何侵入性治疗，又没有副作用，而且成本低廉，大多数的工作是在教育患者和其亲属，让他们在家中自行调理。因此，这种方法不会为医疗产业创造太多的利益，对医疗产业而言可能并不是什么好消息，但对患者而言却是一大福音，可以说是典型低成本健康体系的案例。

◆ 一 低成本健康体系的研究方向

检视"干癣"研究过程，这是从疾病的重新定义出发，将"对人体缺乏信心"的思考模式，转换为"对人体自愈机制具有较强信心"的思考模式，重新思考和界定疾病的根源，因而发展出真正可以改善疾病本质的方法。

在接下来实例篇中，会举其他案例以进一步说明如何改变疾病定义，以及考虑自愈机制所制定的有效调理方式。这些改善疾病的方法都不是单一药剂，或某一种经络调理手段，而是包括睡眠、饮食及生活习惯在内的改变和调整，再加上适当的营养补充品和经络调理。其中最主要的是患者生活习惯的改变，外在的调理手段只能起辅助作用。未来许多慢性病的痊愈方案可能都是如此。

疾病产生的根本原因，可能是患者长期生活习惯中某些错误的行为，因此，真正的痊愈方案必须针对疾病的原因进行调整，这样才是治本之道。如果发展出来的调理方法，能使治疗成本降至最低，即使是低收入人群，也能自己动手解决身体异常的问题。医学的发展若能朝这个方向走，大幅降低成本是完全可能的。

不过，这些案例仍停留在少量成功案例的阶段，还需要投入更多资源、做更多的验证，利用科技手段，从实际生理变化证实案例中的各项假设为真，最终才有可能大量推广。

相同的逻辑和方法是否可以应用在其他疾病领域？是不是需要就现代医学所定义的各种疾病和症状做全面性的检讨？面对身体的各种损伤，自愈机制如何操作？这些课题的研究，可能是降低整体社会医疗支出最有效的途径，也是低成本健康体系研究需要投入人力、资源并不断努力的方向。

传统中医本来就是一套"建立于充分利用每一个人体自愈机制的健康体系"，只是近百年来受到西方医学的影响，逐渐远离了这个方向。中医的现代化也没有从这方面考虑，而只是学西医往中药现代化发展。其实中药仅是中医诸多治疗手段之一，这方面科学化做得再好，没有配合科学化的病理检查，重新整理出适合现代科学的中医病理逻辑，整体中医体系仍然无法为西方世界所认同和接受，更无法在世界舞台占据一席之地。

中医科学化的研究，应该从现有中药研究的层次往上提升，回到科学研究最基本的哲学层次。定义疾病要采用"人体是一个可以信任的系统"的概念，继而利用传统的中医理论，配合科学化的仪器设备，进行人体自愈机制的研究。用中医和人体自愈机制的概念，逐一重新定义疾病，建立符合中医传统理论，并且能够充分利用人体自愈能力的健康体系。

和西方现代医学相比，中医有更完整的人体运行逻辑，能够合理解释许多人体自愈机制的现象，在自愈机制研究中是非常有利的。过去一百多年来中国国力薄弱，科学能力和经济能力都不足，没有条件进行中医的科学化研究。但今天中国的国力已经大幅提升，科学能力和经济能力都足以开展中医科学化的研究，但前提是把中药现代化研究转换成"人体自愈机制"或"低成本健康体系"的研究。这些课题不限于中医，也不限于中国，而是全世界都感兴趣且需要的。

第二篇

实例篇

借由人体自愈能力，实际调理常见慢性病，发现不需使用药物，只要改变生活作息，耐心调理，就有机会使疾病痊愈。

第七章 恼人干癣，不药而愈

为帮助一个得了干癣的朋友，很多年前我就开始研究干癣，但由于没有生活在一起，有许多方法也不知道他执行了多少，只知道病情一直没有好转。后来有个住附近的亲友也得了干癣，我才得以直接观察、验证对干癣的理解和治疗是否正确。

◆ 一 以中医概念检视皮肤

这位亲友的干癣出现在头部、腋下、手臂、胸部和小腿，但不是大面积的病变，而是一个个直径五至七厘米大小的圆点，在许多部位同时出现；头部的干癣不断有头皮屑掉落，还出现大量掉发现象。发病时是在冬天。

在分析这个病例时，我运用了几个中医概念：

第一个概念是"肺主皮毛"。

在中医的概念里，身体干净的水是由肺分送到全身各个器官，如果肺的能力不足，无法把水分送出去，身体各个部位就会出现水分不足的问题。当皮肤水分不足时，皮肤上的油脂也会不足，缺乏油脂保护则皮肤自然容易出问题。此外，缺乏水分也容易造成经络中流通的体液不足，形成垃圾的堆积。

第二个概念是"皮肤是身体毒素排出的重要通道"。

在自然的规律里，植物生长在土壤中，从土壤中吸收养分，包括各种矿物质。人类只能通过食用植物或其他的动物，摄取少量的矿物质，如水或盐，食用的大多数是有机物，也就是植物或动物身上的物质。几乎没有人会把石头或金属放在餐桌上当成食物，因为大多数无机物都不是自然的食物，这些物质若不小心进入身体，常常会成为体内的毒素。身体没有能力消化和吸收这些物质，只能将之排出。但如果这些物质从人体正常的循环系统，经由血管、肝、肾等器官处理再排出体外，就很可能对其所经过的器官造成伤害。

身体具有极高的智能，面对这些有毒物质，会选择最短的途径将之排出体外。就像人类处理核能废料，不会让这些物质通过重要的城市运送，以降低灾害发生风险。同样的，身体也不会让毒素经由血管或通过肝肾的过滤系统排出，这条路径容易造成肝肾的损伤。于是将这些物质从皮肤排出，这是最短又最安全的途径。当海洋发生重金属污染时，海里鱼类的皮肤是重金属残留最多部位，此事例或许可以印证这个逻辑。

今天以化学技术制造的食品添加剂，充斥在我们每天购买的各种食物、饮料及调味品中，甚至某国际大品牌的可乐还直接在广告上宣称含有人工甘味，显然这些东西具有吸引顾客的作用。

例如酱油膏里也有蔗糖素，所谓蔗糖素是用化学调制出能产生像蔗糖甜味的东西，其中却不含任何蔗糖成分。亚洲人喜爱口味丰富的面包，其中一部分味道就是靠化学调味料调出的；著名的日本拉面连锁店，使用的高汤也是用化学合成的速食高汤粉调制而成……

这些都还是合法添加的，媒体上经常报道有商家使用各种违法、更毒的添加剂，相关新闻层出不穷。每天吃进或接触各式各样的化学食品添加剂，几乎是现代人无法避免的，包括我们使用的发胶、染发剂、洗洁剂、化妆品。空气中充斥着的家具散发出的甲醛、汽车废气，这些都是有毒的化学品，也会从皮肤或通过呼吸渗入身体。可以说几乎不可能杜绝化学产品进入我们的身体。

第三个概念是"皮下经络是体液流动的主要通道，细胞所需要的养分和产生的垃圾，都需要通过体液输送"。

如果经络不通，其中体液的流通自然也不畅，被大量垃圾包围的细胞得不到充分的养分，细胞所产生的垃圾无法从正常通道排出，便只好从皮肤排出。

◆— **重新定义疾病，分析病因**

此外，在分析病因之前，要先对这个症状的性质进行定义。现代医学把身体所有的异常都定义成疾病。这种定义的方式，是假设身体犯了错误，才会出现异常。但是从模拟人体设计者的思考来看，人体的设计近于完美，不会那么容易犯错，而且多数干癣患者都很年轻，身体多处于强健的状态。有些更年期后的妇女，因为内分泌改变使皮肤变得干燥，即便这个时候作息较好也会出现干癣。

这些情况说明干癣经常出现在健康状态不错的人身上。干癣很可能不是因为身体犯错才产生的疾病，而是身体正在进行某件工作所产生的现象。从这个角度思考疾病的成因，就会得出和现代医学完全不同的疾病定义，治疗的方向也就不是尽快终止异常，而是设法协助身体完成工作。

因此，当现代医学对某一个疾病束手无策时，从疾病根源的定义进行调整，换一个完全不同的思路，可能就有机会找到对的方向。

目前干癣在现代医学界仍然没有痊愈的手段，多数治疗方式都只有短期的效果。停止用药后，效果很快消失，接下来情况可能会迅速恶化，比原来更严重。而了解这些概念后，重新分析干癣产生的原因，会有不同的结论。

首先是不断掉落皮屑的症状。假设不是身体犯错，而是身体在进行某件工作，最大的可能是身体正利用这种形式排出某些垃圾或毒素。可能病因如下：

一、肺气较弱时，身上的水分不足，经络运送垃圾或毒素的能力较差。冬天气温较低，身体要耗费更多气血进行脏腑的保温，肺气低落的状况更加严重，比较容易发病。大多数干癣出现的部位都不会出汗，更支持了这个观点。

二、体内可能存在太多的化学毒素，为避免对主要脏腑造成伤害，身体选择从距离垃圾产生部位最近的途径，也就是皮肤，将毒素直接排出。

三、干癣所排出来的皮屑，可能是身体因经络不通，无法从正常通道排出垃圾，只能另辟通道，从皮肤上以加速细胞生长及死亡的速度，来排出毒素或垃圾。

仔细观察干癣患者的生活，发现这位亲友长期使用染发剂和头发定型剂，推测这可能是头部干癣的成因。除了头部以外，他身上的干癣主要长在大肠经、心经、脾经、肾经和胆经附近，有可能是染发剂残留的毒素从头上经由经络流到身上，也可能是身体在排出残留的食品化学添加剂。

◆ 一 对症调理，改变生活作息是解决之道

针对这些可能的原因，我拟定了调理的策略和方案。

一、调整生活作息，养足气血能量。身体进行排垃圾或排毒，首先要有充足的能量。

二、避免新病因的生成。如果每天仍然有源源不断的毒素进入身体，即使把昨天以前的毒素全都排出了，今天又创造了明天的疾病，永远也排不干净。大多数的慢性病患者，生活中可能都存在着某种不断创造病因的行为，而改变这些行为正是调理的首要步骤。

三、每天按摩膀胱经，把排泄通道清干净，保持经络的畅通。然后耐心等身体把已经存在体内的垃圾排干净，这个病就有可能痊愈。由于毒素是长年累月积存下来的，去除时也必定旷日费时，不能期待几天或几星期就痊愈。正如中医所说的"去病如抽丝"，这种调理在开始时就

要做好长期抗战的准备，症状改善的观察以月为单位，期待痊愈的时间则以年为单位。

在调理的执行方法方面，首先是严格要求自己，养成良好的生活作息习惯，从此不再使用任何染发剂和头发定型剂，同时也不再喝任何含有化学添加剂的饮料，包括各种可乐、瓶装或罐装的果汁，喝咖啡不加人工奶精，尽量少吃加工食物。现在市售的各种饮料和加工食品，可能都含有大量化学合成的添加物，停止食用这些东西，可以尽可能减少化学毒素侵入身体的机会。

本书所介绍的居家按摩活动，就是从这个案例中发展出来的。我要求他每天梳头、推背，并做简易的心包经按摩。大约持续一个月后，虽然症状没有任何变化，但是没有再发现新的病灶，原来的病灶也没有扩大。这是个不错的开始。因为在从事按摩活动之前，他的病灶会不断增加和扩大，显然这个方法已初步达到控制病情的目的。六个月之后，他身上的干癣开始一个一个变小、消失；一年后所有干癣全都不见了，只剩下头部还有病灶。再经过半年，头部的干癣也全部消失了。

◆ 一 调理之道在于耐心与信心

在这个案例中，前六个月是该患者最难熬的阶段，因为在六个月内没见到任何进展，信心早就丧失了。在不断地解释我的分析和理论，告知没有其他更好的方法之后，患者只好勉强接受，抱着死马当活马医的心态勉强配合，但情绪始终都很低落。

这是可以理解的正常反应。当身上的病灶开始消失时，他仍然不放心，当时正值夏天，他还是担心冬天会再复发。到了冬天，发现不但没有复发，头部病灶也开始出现好转，前期掉落的头发也慢慢长回来了，这时患者才终于有了信心，相信这个方法可以改善他的问题，积极地配合调理。由于调理过程中没有任何药物侵入身体，用的都是物理疗法，就算不能让疾病完全断根，至少也能用这个方法消除病灶。

头部的病灶变化最慢，一年后才逐渐消失。又过三个月，两侧胆经上的病灶也消失了。最后只剩后脑还有一小片留存下来，但病情已经缓解很多。似乎往后梳头的动作把前方的毒素挤到后脑，所有的病灶全都在两条膀胱经和督脉上，因此，显然经络在排毒过程中是很重要的通道，病情的变化和经络有密切关系。

长期梳头不但使该患者皮肤上的干癣得到改善，同时清除了大部分头皮底下经络层的垃圾，使头发的毛囊重新吸收到了营养，掉发部位很快就长出新的头发。掉落的是白发，长出的全都是黑发，不知不觉间后脑的白发少了很多，本来很细的头发变粗了，干枯的发质也变得有点油光润滑了。

调理的方法虽然简单，但是通过每天不间断的经络按摩，长时间累积下来，出现了令人惊讶的效果。这种调养方法有两个好处：第一个好处是花费少，只有按摩油和梳子的消耗（每个月大约会用掉一瓶按摩油，七个月会梳坏一把梳子）；第二个好处是没有风险，梳头和推背都是很温和的按摩手段，没有任何侵入或伤害性，除了能有效改善干癣，对整体健康也有很大的益处。

因为治疗过程中没有使用任何药物压制病灶，是最接近自然的痊愈手段，所以复发的机会必定很少。这个案例的成功，说明开始时对这个疾病的分析可能是正确的——**干癣只是身体排出化学毒素的一种现象。**

　　这个案例的调理方法很简单，没有使用任何内服药物，极为安全且效果明确，人人可以自己在家中做。虽然有这个成功的案例，但是毕竟案例过少，且干癣的原因可能也并不完全相同。一个案例的成功，不表示这个方法就能够对付所有的干癣，写出来只是分享这个成功经验，提供给有类似疾病的读者参考。

第八章 痛风的水肿现象不是病

一个朋友提到他的左脚踇趾经常发作痛风，这种现象是尿酸结晶长期积存在关节组织造成的。我建议他大量服用一种以抗氧化著称的保健食品，服用的当天患处很快出现水肿。过去他也曾出现水肿，每次都到医院治疗，服药后很快就消肿，但这种治疗方式无法排出尿酸结晶。随着时间的推移，尿酸结晶愈积愈多，最终使他的脚踇趾几乎肿了两倍大，平时穿鞋患处就会痛，最爱的篮球也无法再打，苦不堪言。

◆ 一 以体液溶解尿酸结晶的假设

我建议他在患处肿起来的当天做些经络调理，例如居家按摩法中的推背和按摩心包经，然后早点上床睡觉。

第二天继续服用大量含有抗氧化剂的保健食品，做相同的经络调理，并且维持良好的睡眠，尽可能不去挪动肿胀的那条腿，避免尿酸结晶尖锐的表面割伤身体组织，造成发炎。持续到第五天，水肿消除了。

第六天继续服用大量抗氧化剂，当天患处又出现新一轮的水肿，再按着前一次相同的方式应对。不断重复"创造水肿，自然消肿"的过程，一点一点地溶解尿酸结晶，再排出体外。五个星期之后，肿大的脚踇趾恢复到正常模样，多年积存下来的尿酸结晶都被排出了。

虽然脚踇趾积存多年的尿酸结晶都清除了，但是他并没有停止这种调理方式，身体其他部位又出现较小规模的水肿和消肿过程，似乎是要把积存在各个角落里的尿酸结晶都排干净。

自此，困扰了他很多年的痼疾，终于找到对付方法。这是另一个典型"充分发挥身体自愈机制"的调理方法。

由于这个朋友的成功案例，我把这个方法教给另外几个有相同困扰的朋友。有些朋友相信这个理论，用同样方法改善了多年痼疾；也有朋友不能接受水肿是身体自愈机制蓄意造成的假设，坚信身体没有这么高的智能，还是习惯接受医生的疗法，继续忍受结晶不断累积造成的痛苦。

◆ — 水肿非发炎，而是自愈机制的启动

在现代医学中，痛风患者出现的水肿，通常会被认定是发炎症状，水肿被定义为疾病的本体。实际的情形并非如此，痛风是骨关节中积存了尿酸结晶，尖锐的结晶割伤了周围组织造成疼痛。当身体的能量足够时，即会启动自愈机制，处理这个问题。

要解决尿酸结晶的问题，最好的方案就是将之排出体外。身体内部除了消化道中的固态垃圾有机会直接从肛门以固态形式排出体外，存在于组织中的固态垃圾只有被溶化成液态，才有机会借由体液和血液进行输送，最终从汗液或尿液排出体外。

因此，当身体有能力清除这些尿酸结晶时，首先会在结晶周围充水（体液），所以会有水肿的现象。这些体液必须停留在结晶周围一段时间，把尿酸结晶表层的一部分溶解，再随着体液进入静脉血管，由血液将之运走。也就是**身体自愈机制清除尿酸结晶的第一道程序，是先在尿酸结晶周围创造出水肿的环境，让积存的尿酸结晶有机会溶解成液态。**

由于现代医学将水肿定义为发炎，治疗的目标在于尽快消除水肿，于是用药快速消除患处的体液，这时尿酸结晶来不及溶解，自然无法排出。这种治疗方法也许能快速消除水肿造成的不适，但是对身体却没有真正的好处，反而中断了身体自愈机制的进行。

从这个例子来看，对于"水肿"的定义，应该从"发炎"修正为"自愈现象"，就像皮肤受伤伴随的红肿和发痒，是康复过程中无法避免的现象。

造成水肿的"水分"，是溶解身体中固态结晶的必要物质，水肿则是必要的步骤，消除水肿不应该成为治疗的目标。如果患者在出现水肿时仍然继续活动，使尖锐的尿酸结晶不断地割伤周围组织，确实很容易变成真的发炎，因此让患处保持不动是非常重要的。但当"水肿"被定义成"发炎"时，治疗就走错了方向，所发生的成本自然都成了资源的浪费。

以消肿为目标的治疗，由于没有消除尿酸结晶，当患者休息够了，身体有了足够的能量，就会再次启动新一轮的自愈机制，再度创造新的水肿。医生很容易将之判定为"又发病了"，不断地重复这个错误治疗过程，这个病就成了长期的慢性病，累积下来所浪费的医疗成本非常可观。

经过反复的治疗，尿酸结晶不但没有减小，反而不断增大。当结晶大到患者难以忍受时，只好以昂贵的外科手术方法切除。外科手术之后，尿酸结晶仍然没有停止继续累积，过些年又成为新的结晶。患者本来可以在一两个月内由身体自愈机制自行康复的小毛病，在疾病的错误定义下施行错误的治疗方法，可能使这个病成为患者终身无法克服的痼疾，不但浪费了大量的医疗资源，也让患者承受不必要的痛苦。

♦ — 按照经济能力选择适合自己的调理方法

在这个例子中，我建议使用的抗氧化剂通常都不属于药物，而是营养补充品，目的在于提升身体的能力，加快自愈机制的启动和完成。毕竟在自愈机制的运行过程中，患者会感受到相当程度的疼痛和不适，因此整个运行过程愈快愈好。

对于不想有额外花费的人，只要按着书中介绍的一式三招——早睡、敲胆经、按摩心包经，身体也有机会在较长的一段时间之后启动自愈机制。只要正确地认识到水肿不是"发病"，而是"自愈机制的启动"，同样有机会将疾病去除。明白了这些方法之后，患者可以按照自己的经济条件，选择适合自己的调理方法。

第九章　改善毛囊环境，白发变黑，新发再生

前面所述的干癣案例，调理到后期就剩下头皮屑的问题，和正常头皮屑过多的情形非常近似。随着梳头活动的持续，头皮下的经络层恢复了清运垃圾的功能，身体不再需要通过细胞快速增生排出积累的垃圾，头皮屑就会逐渐减少，最终完全消失。因此，**梳头可能也是去除头皮屑最有效的方法**。原来头皮屑也是头部皮肤排泄垃圾的一种形式，头部干癣只是有更大量的垃圾需要排出所产生的现象。

头发的再生是干癣调理过程的意外收获。在开始调理之前，头皮摸起来软软的，像是头皮下有一层软垫，猜测可能下面堆了不少垃圾和化学毒素。随着梳头动作进行头皮按摩，头皮下的垃圾逐渐由膀胱经运

走，头皮慢慢变薄。当病灶消失时，不但外部皮肤恢复了健康，头皮下阻碍养分供给的垃圾也被清除了，发根毛囊再度得到充足的养分供应，不但停止掉发，过去头发掉落的部位也重新长出新发；由于经络通畅，头发的养分供应充足，长出的头发很多是黑色的。但是如果胆功能不好，长出来的可能仍然是白发。接下来在梳头时，持续还有一些掉发，掉落的多数是白发。也许按照这个方法继续做，一段时间之后，其他的白发还有机会变成黑发，这完全是意外的收获。

梳头的按摩改善了发根毛囊的营养供应，因此除了改善头皮屑和白发之外，发质太细、分叉、太干或太油等问题，也都在长期梳头的活动之中逐一改善。梳头果然是中国老祖宗行之千年的护发良方，可以解决大多数有关头发的烦恼。

◆一 长期调养，再生华发

根据统计，成人头发的直径大多数介于 0.05～0.15 毫米之间，平均在 0.08 毫米。我从年轻时就发现自己头发比别人细，大学时还用工程专用的卡尺量过，多数在 0.05～0.06 毫米之间。学了中医之后，才明白这是肾虚的症状。从大学开始，我就很少在十二点之前上床，所以肾虚是必然的。

三十五岁前后，每天早上起床，枕头上总是留下不少头发。当时我试着在饮食中找原因，从来没想过其他的可能因素。曾经以为是味精吃多的结果，但忌食味精之后，头发仍然继续掉。实在找不到原因，就把这件事放了下来，任由头发一点一点地掉。从刚开始头顶后方看得到头皮，慢慢地形成圆形秃，然后圆形逐渐扩大成长条形，五十多岁时整个头顶都秃了，只剩下额头上方还留下稀疏的一小撮头发。

报纸上曾记载一个因为头皮太厚造成掉发的实例：

十八岁的小玲近半年来头发掉得厉害。医师检查发现，她的头皮比一般人软且厚，不仅用手可以轻易抓起头皮，而且把她的头皮压下去时，就像是压在"果冻""布丁"上。经磁共振测量，小玲的头皮厚度达正常人的两倍以上（见图9-1）。原来她罹患的是罕见的"脂肿性脱发"，这也是她近来掉发的原因。（节录自《自由时报电子报》2011年11月25日）

许多人都有头皮厚的现象。正常的情形是：用指甲压头皮时，应该是硬硬的感觉，头皮下不该有太厚的脂肪。但是经常洗头不吹干的人，会因为寒气的堆积使得头皮逐渐变厚，形成一层软软的皮下垃圾。这是我所知的自己掉发的原因之一。另外，经常染发或使用定型剂，其中的化学成分也可能堆积在头皮下，形成厚厚的头皮。

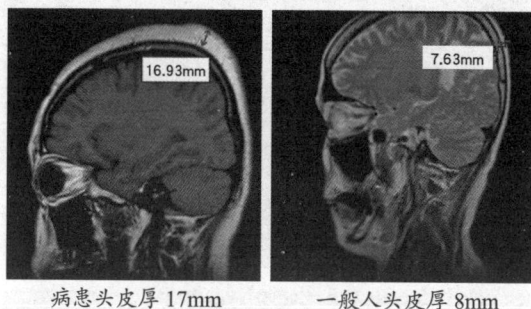

病患头皮厚17mm　　　　一般人头皮厚8mm

图9-1　从透视图中可清楚看见患者（左）的头皮比一般人（右）厚

（图片来源：长庚医院）

头皮下是体液流通的通道，头发的毛囊从这些通道吸收营养。如果通道里充斥了大量的垃圾（见图9-2，深灰色中圈代表前述的寒气物质或化学毒素），会阻碍毛囊吸收养分，而缺乏养分的毛囊自然不容易留住头发，就会出现掉发的问题，有些白发也是头发中缺乏某些物质的结果。

按着经络方向梳头，可以疏导皮下的垃圾，使其循着经络流动，头皮下的寒气垃圾及化学毒素有机会循经络方向逐渐排出，而使头皮慢慢变薄。头发毛囊周围的环境改善之后，营养供给得以顺利到达毛囊，掉发和白发的问题就可以得到改善。

我的个人经验是，头皮上原本确实有一层软软的组织，当我恢复正常睡眠及养生活动，然后配合每天的梳头，在头皮上涂抹具有活血化瘀

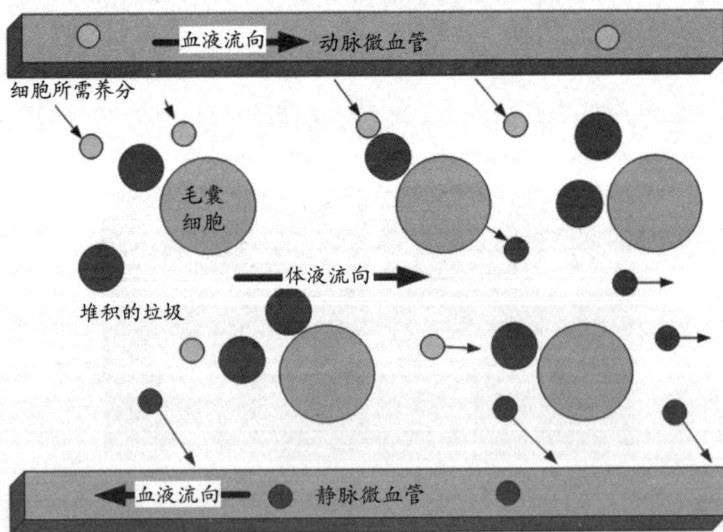

图9-2　充塞了垃圾的头皮下毛囊细胞环境

效果的中药油，经过一年的努力和不断的尝试，即使已年过六十岁，头顶仍然长出了新的头发。在这之前，我曾经试过各种方法但都不见效，没想到最终发现长出头发的方法居然这么简单。不过在这十多年中，长期保持良好的作息，也是长出头发的重要因素。

从秃头到头发再生是个漫长的过程，当气血能量回升到理想的程度，脸色开始变得红润，脸部色泽由暗沉逐渐变白时，再配合梳头与推背，才有机会长出新的头发。

在我的第一本书《人体使用手册》中，我提过养气血的一式三招：睡眠、敲胆经和按摩心包经。有网友写信给我，说他敲胆经已经一段时间，身体却没有什么变化。再详细问他的睡眠，知道他每天十二点才睡觉，没有好的睡眠，敲胆经的功效自然就大打折扣。同样的，没有先把气血养好，光是梳头仍长不出头发。

通过梳头清除头皮下的垃圾，过段时间头皮下的软垫就不见了，恢复成硬硬的，头顶本来光得发亮的部位，开始长出一些细细的汗毛，这些汗毛就像体毛一样，色泽很淡很细，总是短短的，不会变长；维持了半年多才开始变粗，然后慢慢变长，就成了新长出来的头发。新发的生长顺序是：先从最后掉发的部位开始长出头发，再按顺序一部分一部分地慢慢长出来。

◆ 一 调理趁早，可避免掉发早秃

对于刚开始掉发的朋友，如果能调整生活作息、洗头后立即吹干头发、不染发、尽可能少用定型剂，加上每天按着经络的方向梳头，掉发

的问题就有机会很快得到改善，已经掉的头发也有机会再长出来。

如果在发觉大量掉发时就开始梳头，持续几个月后掉发的现象就会明显改善，显然停止掉发比秃头长发要容易得多。只要睡眠恢复正常，再加上通过梳头排出头皮下的垃圾，就能停止掉发。年轻人在掉发的初期开始调理，就不容易走到秃头这一步。

掉发的原因有很多种，这种方法不一定对所有状况都适用，但是对于肾虚、干癣、寒气重或头皮太厚等原因所造成的掉发，这也许是最有效的改善方法。

第十章　哮喘的自然调理

　　有一个朋友从小得了哮喘，幼年时都是找西医治疗，长期使用医生开的类固醇喷剂处方。初期喷了就能缓解症状，因此养成依赖药物控制的习惯。但是随着年龄的增长，喷剂的效果愈来愈差，哮喘症状的发作愈来愈严重，常常觉得吸不到空气，晚上睡觉无法平躺，只要平躺就会因呼吸不畅而无法入睡，长期以来只能坐在躺椅上睡觉。

　　他的皮肤白晰、胸腔宽阔，显然是肺实的体质。也因为从小肺气就不弱，但是长期以来受了寒，都用西药压制在体内，使体内寒气愈积愈多，和肺气形成对峙状态。检查他的身体，发现他的背部特别厚，显然膀胱经严重堵塞。帮他按摩时，发现左侧肝俞穴有一个突起的疙瘩。

　　我建议他必须注意保暖，感冒时不能再用西药压制，改用中药调理，加上多休息，让身体有机会把积存的寒气一点一点地排出去。然后每天由家人帮忙推背，特别是肝俞穴的位置要加强按摩。另外，必须控制自己的情绪，不能着急，尽可能不要生气，再搭配适量的运动，逐渐增大肺活量。

当这个调理方案进行一段时间后，他开始频繁地出现感冒症状。此时就让他多喝些姜茶，多睡觉，继续背部和手部心包经及肺经的按摩。在按摩六个月之后，他的背部少掉了厚厚的一层肉，可以明显看出体型轻盈许多，本来略微驼起的背部自然伸直了，肝俞穴的疙瘩也变小了。

这段期间只有在开始时发作过两次哮喘，但只要按摩肾经及心包经，加上背部按摩就能缓解。随着背部变薄，呼吸困难的现象逐渐改善，一年之后就不再出现哮喘的症状。据观察，他背部那些垃圾除了一部分从膀胱经排掉之外，可能有一部分寒气在他频繁的感冒中逐渐排出体外。

经过一年多的调养，这位朋友的肺活量明显增大，已能做稍微激烈点的运动；无法平躺睡觉的问题也得到改善，已经能够和平常人一样躺着入睡。这个案例的调理过程，完全没有依赖药物，但却能控制哮喘症状，而且非常成功。

第十一章 一探心理病因：堆积在人体的情绪垃圾

疾病的原因有生理因素，还有心理因素，也就是各种负面情绪。负面情绪除了发作当下的伤害外，往往会产生情绪垃圾，堆积在人体内，时间久了便形成疾病。例如怒伤肝，肝伤了更易怒，这是中医对愤怒情绪的理解。也就是每次的情绪发泄都会使身体出现变化，从此情绪更容易波动，有点像物理学中的惯性，因此我称之为"情绪惯性"。

愤怒是最常见的一种情绪，所造成的伤害也最容易观察到。愤怒的情绪惯性会随着每一次的发泄程度的加大，而产生愈来愈大的愤怒情绪惯性，会使人愈来愈易怒，而且怒气的程度愈趋暴烈。

同样情形也会出现在"思"的情绪上，也就是忧郁的情绪。这种情绪从实务上观察和生闷气非常近似，像是一种压抑的愤怒情绪。单纯发作的愤怒情绪伤的是肝，而忧郁或压抑愤怒的情绪，不但伤肝也伤脾。

每一次的情绪发泄都会使情绪惯性增大，这说明情绪发泄会在生理上留下一些东西，我称之为"情绪垃圾"。情绪垃圾在传统中医古籍称为肝胆浊气，也就是愤怒会产生肝胆浊气。或许"生气"一词就是从这个概念而来。然而"肝胆浊气"这个名词过于抽象，因此用情绪垃圾来代替，读者可能会更容易理解。

◆ 一 会痒的小水泡

情绪惯性显然会随着身体内部情绪垃圾的积累而增大。根据经验，情绪垃圾在人体内部会以气体和液体两种形式储存，气体形式的情绪垃圾有时会通过打嗝或放屁，直接从口腔或肛门排出。有些气体形式的情绪垃圾会随着愤怒时的气往上冲，积存在头顶，严重时会使头顶变形，形成头顶中线上一条突起的棱线。从正面看头形，顶端尖尖的，有这种头形的人，不是长期承受很大的压力，就是经常生闷气。

液态的情绪垃圾也会自然排泄，比较常见的是出现在右手的小水泡。长出这种小水泡会非常痒，很难用药水止痒，常常因为抓破形成炎症。炎症也会产生痒的感觉，让人很难分辨是原始小水泡形成的痒，还是皮肤发炎形成的痒。由于这种小水泡是用水来承载无形的情绪垃圾，只要利用气功概念的甩手或意念排除无形的垃圾，就可以很快消除痒的感觉。

排除手上情绪垃圾的方法有两种，这是我无意间尝试出来的方法，曾经介绍给朋友使用，都非常有效。

第一种是甩手，即用力向地下甩手，集中注意力想像把手上那些小水泡甩到地底下去。 我的经验是甩手十次，大约十至二十分钟后就不痒了。比较严重时，可能要重复做很多次才能见效。如果小水泡已经抓破，呈现发炎的红晕，仍然会有发炎形成的痒，这时就要涂上消毒杀菌的药水或药膏，等第二天炎症退去就不痒了。

第二种是用修炼气功的方法，集中意念想像把手上的小水泡往指尖方向移动然后排出。 我的经验是用意念想五至十分钟就不觉得痒，一两天后脱层皮就没事了。

第一次用这个方法去除困扰我几个月的小水泡时，我简直无法相信居然这么简单就能去除。奇妙的是，无论甩手或用意念都没有改变小水泡的物质状态，小水泡一个也没少，里面的水也没消失，但是却从本来的极痒变成一点都不痒。似乎只要把其中无形的垃圾去除就能止痒了。

我在研究气场束的气场时，发现人体的气场运行方向是左进右出。气从左手左脚和身体左侧进入，然后从右手右脚和身体右侧排出。少数对气场很敏感又常有情绪变化的人，在用两支气场束调理肾经的涌泉穴几分钟后，右脚会出现不自主的抖动，似乎无形垃圾正不断从右脚被排出去。

左侧进来的是干净的气，是一种天地间本来就存在的能量；右侧出去的则是身体的无形垃圾。因此，常见的皮肤小水泡多数出现在右手，而如果是对气感比较敏感，或是修炼气功者，右手会很容易有气胀满的感觉。修炼气功的人，经常习惯将气纳入丹田守住，所以在做气场束时，也很容易出现右手或右脚气胀满的情形。这时告知他们要让右侧的气往外排出，手脚胀气的感觉很快就消失了。我给修习气功朋友的建议是，每天练功时可以做几分钟左进右出气的运行，把体内潜藏的情绪垃圾从右手和右脚的经络排出去，会让整个人感觉更轻松。

也有少数人会在左手出现这种小水泡，但一般都是推拿师或修炼气功的人。由于人和人之间气的流动规律，就像水会从高处往低处流一样，气也会从气血能量较高的人身上往气血能量较低的人身上流动。如果推拿师的气场能量比被推拿者高，客人身上排出的气不会流进推拿师身上；但如果推拿师的气场能量低于客人，则客人身上排出的气（无形垃圾）就有可能进入推拿师身上。若是气血能量较高的客人有很多的负面情绪，这些外来的情绪垃圾就有可能在推拿师的左手产生小水泡。而通常年龄愈小的儿童，气血能量总是比成年人高，所以常见推拿师在为负面情绪很多的儿童推拿后，经过一两天就在左手出现小水泡。

另外还有一种情形，使修炼气功的人左手形成小水泡。如果修炼场所的气场不是很好，也可能会使外界不净的气进入身体，而在左手形成小水泡。这两种情形都能用甩手或意念的方法将无形的垃圾排出。

我会建议从事推拿工作的朋友们，在每次给客人按摩完后，除了洗手之外，最好两手都做甩手的动作，想像把手上残留的垃圾甩到地底，清除掉那些无形的垃圾，这样就能避免将客人身上的气引到自己身上，造成不必要的麻烦。但根本之道还是要注意生活作息，使自身气血能量得到提升，气血能量愈高就愈不容易受外界影响。

◆ — 脊柱侧弯与膀胱经上的情绪垃圾

　　液体形式的情绪垃圾除了可能从右手排出，也可能储存在肝胆的经络中。随着经络中气和体液的流动，这些液体的情绪垃圾有一部分会流到膀胱经，最后积存在膀胱经的肝俞穴上，形成肝俞穴上的疙瘩。当肝俞穴的情绪垃圾堆积过多时，会由于重力因素往下流动，堆积在肝俞穴到膀胱俞穴一段的膀胱经上。

　　这种情绪垃圾的堆积，只会堆在左右两条膀胱经其中的一条，造成两侧肌肉的不均匀，后腰肌肉因而出现一边高一边低、一边硬一边软的不均衡现象；而身体左右两侧不均衡的肌肉，会在脊柱产生左右不平衡的拉力，长期下来会把整个脊柱拉弯，形成脊柱侧弯的问题。

　　我怀疑可能有很大比例的脊柱侧弯，由这类情绪垃圾的堆积所造成。这种情形的脊柱侧弯，如果利用外力进行脊柱校正，虽然可以暂时使脊柱恢复正常，但是不平衡的肌肉拉力仍然存在，脊柱很快又会回到校正前的侧弯状态。只有先解决不均衡的肌肉问题，等两侧的肌肉恢复平衡，可能不需要校正，左右均衡的肌肉拉力就会自行把脊柱拉回正常的位置。

　　在居家简易按摩中的推背按摩法，是对付这种肌肉不平衡的理想手段。每天不间断的背部按摩，会使两侧肌肉的不均衡逐渐改善，同时也把积存在膀胱经的情绪垃圾，随着体液一点一点地排出体外，减轻情绪惯性。如果再能配合修身养性，逐渐减少发怒次数，就能减少未来罹患疾病的机会。

从两侧肌肉差异的程度可以观察出一个人发怒的形式。常生闷气的人，两侧肌肉的差异最大。怒气对身体的伤害和发怒程度及持续的时间成正比。闷气由于无从发泄，通常会持续很长的时间，因此伤害性特别大，两侧后腰肌肉的差异也跟着变大，这种情形下脊柱侧弯也特别严重。

经验得之，这类型的人如果到医院做肝脏超声波扫描，在肝脏中查出血管瘤的可能性很大。中国人常说生气会气得吐血，实际上严重的大怒可能会造成肝脏内出血，因而形成血管瘤。

大部分的人被检查出肝脏里有血管瘤，第一个想法是"如何将之去除"，也常常有朋友这样问我。但我们要知道，身体的自愈系统在处理问题时，一定先从对生命危害较严重的问题着手。由于肝脏的血管瘤不会对生命造成威胁，在身体自愈机制优先顺序中被排在很后面的位置，使得这些血管瘤不易消失。我们其实要做的不是使这些血管瘤消失，而是如何尽量减少新的血管瘤生成。

这种背后不均衡的肌肉是从肝俞穴的疙瘩开始的。肝俞穴的疙瘩，多是常常着急或生气，使身体产生大量的肝胆浊气，充斥在肝胆的经络中，循着经络最终积下来的。面对这个问题，除了按摩之外，必须同时搭配性格的调整。唯有减少生气造成的伤害，才有机会真正改善。如果每天按摩肝俞穴，却还是经常发脾气、着急，不断制造新的肝胆浊气，旧的还没去，新的又来了，那疙瘩永远也去不掉，肝脏的血管瘤会愈来愈多。

肝俞穴出现疙瘩的概率是整条膀胱经穴位中最高的，尤其常在哮喘、胃溃疡、十二指肠溃疡、便秘、癌症、高血压等慢性病患者的肝俞穴上发现。某些慢性病患者，如哮喘和胃溃疡，在肝俞穴的疙瘩消失后，发病次数也跟着减少很多。

怒气是背后肌肉不均衡最主要原因之一，多数人最常生气的对象是家人，特别是夫妻之间。夫妻双方最好能每天互相按摩背部的膀胱经，检验对方被自己气成什么样子。自己造成的问题，自己解决。生气对身体的伤害，可以用手很具体地感觉到。夫妻之间，一方把另一方气出病来，实际上是给自己找了个大麻烦，每天按摩不但费劲，还不一定能解决造成的伤害。了解这个道理后，再进行相互按摩，不但能改善彼此的身体状况，也有助于改善夫妻间的关系。生气常常是双方的问题，只要有一方要求特别高，就很容易生气，这才是问题根源。因此，当夫妻间一方背部肌肉出现两侧不均衡时，另一方一定要调整自己。

父母帮孩子按摩背部，有时也会发现孩子长期处于压力状态下，或者有常生闷气的问题。在我的经验里，每当我发现孩子的背部两侧不平衡，和他的父母沟通时，发现这些父母根本不知道自己的孩子有爱生闷气的习惯。这样的孩子长大之后，肝和胃的疾病可能困扰他一辈子。如果能在他性格塑造阶段的幼年时期发现问题，就可以及早用不同的教育和互动方式，调整孩子的性格，减轻孩子未来承受的疾病痛苦。

虽然孩子的性格有一部分是天生的，但是也有一部分是父母和孩子互动方式造就的。例如有些强势的父母主导了孩子的各种事务，总认为孩子不懂，做不出好的决定，孩子有什么意见或出现挫折抱怨时，总是被父母压制而无法表达，更严重者还会招来一顿批评，久而久之，孩子不满的情绪只能藏在心里。在这种环境下长大的孩子，就很容易出现背后两侧肌肉不平衡的现象和便秘问题。

我接触过许多朋友的孩子，也都会习惯性地摸摸他们的后腰和头顶。常生气的人，除了后腰的肌肉不均衡之外，头顶督脉也会出现一条突起的棱线。这种棱线常见于长期承受压力或脾气急躁的成人头上，但有时也会在某些孩子头上出现。

　　这种孩子多半很聪明，思虑较多，是善解人意的善良孩子，他们会自己承受许多难处，头顶长期承受怒气的压力，久而久之就变形了。似乎总是父母越优秀，孩子出现这种状况的概率越高，显然面对这些优秀的父母，孩子承受很大的压力。身体不会骗人，它会忠实反映孩子的心理状态。

　　中国人很喜欢讲"别让孩子输在起跑线上"，很多孩子从小就要学习各式各样的课程，不管自己喜不喜欢，都必须接受父母的安排，结果孩子可能很长时间都处于不开心甚至生闷气的状态，种下日后慢性病的病根。这样的孩子长大成人之后，拥有的可能是长期处于病痛的人生，就算有成功的事业，最终仍不免是一个满盘皆输的结局。

第十二章　心病还需心药医

接触过许多癌症患者后，我发现多数癌症患者都有严重的情绪问题，其中气血能量低和情绪惯性重是主要原因。

年纪大的癌症患者，气血能量低是主要因素，情绪惯性重则是次要因素。相反的，由于年轻人气血能量多数都不低，因此年轻的癌症患者，情绪惯性会是主要因素。所谓年轻人，是指七岁以上的人，七岁以下的孩子，他们罹患癌症原因似乎复杂得多，可能涉及基因或其他不明的原因，而七岁以上的孩子会有类似成人的情绪。

多年以前，一个大学刚毕业的工作伙伴发现白细胞过多。她自己学习中医，生病之前身体调养得很好，气血能量很高，却得了这个病。当时她刚失恋，一起工作的男友完全无视她的存在，另结新欢。她在医院按正规方法进行治疗，白细胞过高就用化学药剂杀白细胞，杀过头成了白细胞过低，又用激素刺激肝脏提升白细胞数量。过两天白细胞又过高了，再用化学药剂杀白细胞。就这么来来回回地整了三个回合，她就走了。

分析她的状况，能够短期间增加数十万个白细胞，说明她的气血能量很高。一般气血能量不高的人生闷气时顶多在胃里创造出溃疡，多数没有能力制造那么大量的白细胞。她的白细胞是生闷气产生的，加上气血能量高，才会出现那么多白细胞，也许这才是真正的病因。采用化疗杀白细胞，或用激素增加白细胞数量，都是针对结果的伤害性治疗手段。后来我常在想，如果当时在使用这些治疗手段之前，能针对病因做点事，也许她就不会走了。

2009 年夏天，发生了一个类似的例子，让我有机会在那些治疗手段都没有实施之前，做了点事情。结果真的如我预料，得到很好的结果，在此把这个例子分享给大家，也希望用这个成功案例告慰多年前的工作伙伴的在天之灵。

◆一 一位无助母亲的留言

这是一个真实的例子，一个与情绪相关的案例。我与陈小姐是利用脸书沟通，给孩子治疗的相关事宜提供建议，在此将历程重点整理记录下来。希望大家看完这个故事，更能理解情绪对于身体健康的影响有多大。

陈小姐是在 2009 年 8 月底在我的脸书上留言的，她写道：

"儿子最近经医院诊断，判定是恶性淋巴瘤，实在很难令人接受，毕竟儿子才十五岁。由于大部分的医疗决定都在我身上，我很无助，也很不知所措，担心自己因为医疗知识不足或错误，而做出不对的事。想请教您，从中医角度，我该怎样帮助他？平时饮食、睡眠该注意什么？这种病治愈率大吗？为何他会得这种病？跟遗传有关吗？儿子的生父在他十个月大时就因小肠恶性淋巴瘤过世。吴老师，按您的专业，能否指点我这伤心不已的母亲，为孩子做些什么，才是对他有帮助的。"

之前的经验让我对于情绪问题极为重视，因此我回复陈小姐时，开门见山就提到，在我见过的类似病例中，很多是有很大的情绪问题。孩子的主要情绪来自于父母和他的不良沟通，如果不把情绪的问题解决，治疗和营养补充品的功效都很有限。

父母与孩子的沟通有两种可能的问题：一是父母之一或双方太强势，孩子面对强势的父母时只能压抑；二是父母之一或双方完全不关心孩子，孩子觉得被长期忽略。这种患者最糟的情况是根本没有求生意愿，而当一个人没有求生意愿时，任何治疗都很难发挥效用。

处理这种问题，解铃还需系铃人，所以要由父母中有问题的那位和孩子好好沟通。进行这种沟通时，父母只需带耳不需带口，引导孩子把从小到大的不满倾吐出来。在此之前，需要让孩子真正感觉到父母沟通的诚意，以及明确感受到父母的爱。没有安全感是许多孩子都有的问题，他们常常怀疑父母不爱他，他们的很多行为其实是为了确认父母对他是否有爱。

◆ 一 隐藏情绪压力的孩子

"儿子个性温和，脾气也很好，思想很成熟，跟妈妈很谈得来，妈妈虽然再嫁，但不善表达的继父很疼爱他。"

在收到回复后，我猜想或许这个家庭表面上看不到情绪问题，但多数这种孩子都是情绪和谐的乖小孩，看起来很懂事、早熟，所有压力都自己承受，是典型的善解人意的孩子，但却没人真正明白他心里的想法。于是我把这些想法告诉这位妈妈，接着陈小姐跟我说了另一段故事。

原来患者小学五年级就开始住校，就读一所军事化管理的艺术学校。在升入中学后，确实曾经透露过压力很大，不想继续读。但他成绩优越，除非生重病等不可抗力的原因，如果自己想要退学是要罚款的。陈小姐表示当时没有跟孩子深聊，以为他只是抱怨一下，没想到竟然就真的生重病休学了。

如果上学真的是情绪问题的症结，我建议家长先帮他办退学，找一个可以放松、无压力、能够从家里通勤上学的学校就读，毕竟有些孩子读寄宿学校会有被遗弃的感觉。先有一些行动让孩子感到安心，知道父母是真的理解他、爱他，并且希望他能健康快乐，这样才能让他心念转变，或许就能因此找到疾病好转的契机。否则如果让他觉得病好了，还要回到原来的学校，可能他会更希望一直病着。

◆一 从心理症结着手，寻找真正病因

大多数淋巴瘤并没有立即的生命危险。如果可能，尽量将化疗或其他类似的重伤害疗法延后，先观察心理转变对疾病的影响，这样好转的机会比较大，孩子也可以少受些不必要的苦。陈小姐带着孩子又到另一家医院检查后，医生并没有判定是恶性淋巴瘤，让这家人有了时间与机会，得以从心理层面去疗愈疾病。

"儿子状况目前一切都正常，没有任何生病不舒服的迹象。只有颈部大小两颗肿块，但现在肿块用肉眼几乎看不出来，触摸可以感觉有一点。昨晚我也跟他商定，他不用再回那个学校读书。他很高兴。"

我见过类似疾病的孩子，如果没有做伤害性的治疗，同时摆脱原有环境，家人也配合调整，他的疾病便不容易恶化。只要不恶化，就没有危险。疾病是一天一天恶化才会使生命有终期，而恶化的基本条件在于孩子对生命没有期待。如果他一心期待着死亡，那很快就会实现；相反的，若是他心中充满希望和光明，就会逐渐脱离危险。

年轻的孩子气血能量高，生命不会突然结束，只是朝向下坡慢慢走到终点，因此只要把发展方向从下坡改变成上坡，就有机会改变命运。对于年轻的孩子，这种上下坡的方向几乎完全受他们心念的影响，我当时很高兴听到他的心情改变了，心想这样应该就趋向安全发展了。

肿瘤变小是好或坏，要看用什么方式使它变化。一种是用医疗手

段，如化疗消除肿瘤；另外则是孩子改变情绪，充满希望和快乐，因而使肿瘤变小。后者才是从根本的原因解决问题，才是最好的。

举个例子说明应该会更清楚，这好像是在房间扫地，通常应该是把垃圾扫成一堆，用畚箕收起来丢掉；但有人只希望看不到那堆垃圾，就只用电扇把垃圾吹到沙发下面或床底下，虽然看起来没有垃圾了，但房间并没有真正变干净。

消除肿瘤也一样，若只是以"眼不见为净"的方式治疗肿瘤，对身体的本质并没有帮助。如果为了看不到垃圾堆，更激烈地泼桶汽油把垃圾烧掉，那就可能连房子都烧了。这就像用会造成身体重大伤害的方法消除肿瘤，可能把命都给去掉一样，那样就真的得不偿失了。

在问过孩子的意见，同时参考我的建议后，陈小姐与丈夫决定让儿子休学一年，安排他多听各类演讲、去教会当关怀团队志工、户外运动等等，然后全家去一趟国外旅行。也因为这次的契机，他们开始试着放开自己，用语言与肢体拥抱等方式，直接对孩子表达爱意。

◆—十个月后的佳音

"孩子的肿瘤消失了，只需每半年回医院定期检查，目前状况都很好。"

在我去信询问孩子现况，并表达希望有机会在新书中分享这个案例时，获知了这个孩子肿瘤消失的好消息，对方也同意我将这个案例分享给大家，让更多的家庭可以受益。

在追溯许多成人慢性病的病因时，我常常发现这些人的病竟是幼年环境所造成的，因此我一直想告诉父母们这方面的正确观念。之后类似的例子我遇到过几个，陈小姐与她儿子的案例是最幸运的，主要是问题很单纯，只是母亲与孩子之间沟通和互信出了状况，母亲并不是真的对孩子不好，而是在沟通上出现一些疏忽。所幸这位母亲改变得很快，继父也配合得很好。一个和乐温暖的家庭是这个例子成功的最主要基础，全家人虔诚的信仰也有很大的助力。另外，孩子的问题明确且具体，一旦问题解决了，孩子心念改变，肿块也跟着快速变化，不多久就消失了。

生命经常给人带来很大的惊奇，心念的能量很大，可以轻易地创造出肿块，也可以很快使之消除。

关于肿瘤，常常会有不同的医生做出完全不同的诊断结果，这呈现了一个很重要的事实：人类对这类疾病本身的理解不够，目前仍然束手无策，才会有这种结果。因此，每次有朋友问我这类问题，我总是建议他好好休息一段时间，换家医院再检查一次。从整件事的过程和结果来看，其实那个肿块到底是不是肿瘤？是恶性还是良性？这些并不是那么重要，那些都是结果不是原因，找到疾病的原因才是最重要的。

曾经有一个孩子就没有这么幸运，她的问题在于和父母的沟通有障碍，父母之间的不和由来已久，却没人想改善。她形容自己的父兄是同住在一个家里的陌生人，对他们根本不了解，而他们也从来不关心她、不了解她。她在知道自己得了淋巴瘤时，一点都不害怕，也不伤心，反而很开心，觉得终于可以死了。和父亲住在一起的她，却不知如何和他们面对面沟通，于是她把这种感觉通过书信告诉父亲，但是父亲只做了一点象征性的改变，虚应了事。而她一直在努力想要改变父母，真是个辛苦的孩子。

从前面两个例子可以明白，面对这种心理因素造成的疾病，世界上没有医生能保证让患者康复。只有患者自己和整个家庭一起努力改变，才有机会走出疾病的威胁，医生只能指出患者改变的方向而已。

◆ 一 心理与生理原为一体，不该分别观之

现代医学把生理的疾病细化到分科，更把心理和生理的疾病完全分开，由不同的医生来治。从所经历过的许多例子中，我慢慢了解了各种不同疾病患者的心理特征，而多数的慢性病几乎都有一定的心理特征。在这个例子中，我和这位母亲及孩子从开始到结束，完全没有见面，也没有通过电话，所有的沟通就只有脸书上的留言。我对这个孩子的判断，完全是从过去其他孩子身上总结出来的经验，但结果还是很精准。

这个例子可以说明，身体不但在生理上是一体的，不能任意分科，甚至在生理和心理上也不能分科。癌症的研究不能仅止于生理的微观研究，还必须扩大到包括生命和家庭的身、心、灵整体研究。

许多疾病的原因在心理，生理只是反映心理问题的结果，必须从根源上入手才有机会解决问题，而且做起来可能比从结果下手简单得多，患者也不需要承受那么多的折磨。长期以来现代医学只有解决结果的手段，没有找寻疾病原因的方法，从根源解决问题更是遥不可及的奢谈。因此，得了这类疾病，只能自求多福。

第三篇

按摩篇

背部积存人体排泄的废物，影响身体与心理健康，每天按摩推背 10 分钟，疏通膀胱经，可消除肥胖、改变体型，并预防慢性病的发生。

第十三章　每日简易按摩第一步：梳头

自古以来梳头一直是中医养生很重要的一环，古代女性经常以桂花油作为润发剂，用一种名为篦（音同"必"）子的梳子梳理头发。这种方法可以有效地养护头发，并且疏通头部的经络。如图 13-1 所示，我们的头上共有五条经络，督脉位于头顶中线，两侧为膀胱经，头部侧边有胆经通过，这五条经络就是要利用梳头疏通的经络。

◆ 一 按摩前准备

由于头发的阻隔，用手不容易按摩这些经络，所以利用梳子沿着经络循行方向梳头会有较好的效果。选择一把合适的梳子很重要，必须软硬适中，既能压到头皮，其细枝又不至于刺痛头皮，不能挑太硬或太尖锐的。

此外，梳头时可以配合一些帮助头皮润滑的按摩油，或是滋润皮肤、促进皮肤细胞再生的保养品，能使梳头的效果更好。这些油最好选择植物提炼的，避免使用化学合成的产品，以免化学物质侵入皮肤，对身体造成伤害。

◆ 一 按摩步骤

❶沿着头顶督脉，从前额的发际端往后梳，直接梳到后颈部的发际线；也可以分两阶段，先梳头顶，再梳后脑袋部分。每天梳一百次。

❷沿着两条膀胱经，分别从前额的发际端往后梳到后颈部的发际线；也可以分两阶段，先梳头顶，再梳后脑袋部分。两条膀胱经每天各

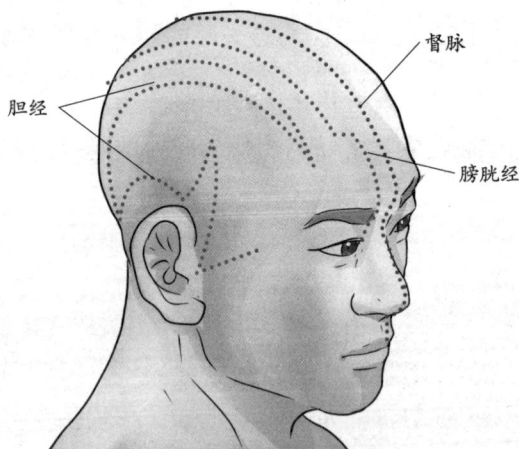

胆经

督脉

膀胱经

图 13-1 头部的经络图

● 疏通经络降眼压 ●

除了头部的膀胱经外，脸面也有膀胱经通过，起点在两眼内侧眼角的晴明穴（见图13-2），然后沿着额头到头上。要疏通这部分的经络，可以用刮痧方式由下往上刮。

当膀胱经不通畅时，无法排除眼睛里的垃圾，会出现堵塞，很容易引起眼压过高。在奇经八脉中有一条阳跷脉，起始于申脉穴，连接至晴明穴，再上行和膀胱经会合，止于颈后的风池穴，是改善眼压过高及青光眼很重要的一条经络。眼压过高时，按压仆参穴或申脉穴（见图13-3），可能会很痛，但能即刻使眼压下降。

所以，利用额头刮痧、梳头及疏通背部的膀胱经，再辅以按摩脚踝下方对应眼睛的仆参穴和申脉穴，加上良好的睡眠和充分的休息，可以有效缓解眼压过高的问题。

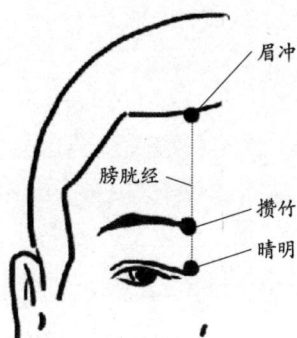

图 13-2　脸部膀胱经和穴位图　　图 13-3　脚踝下方的仆参穴和申脉穴

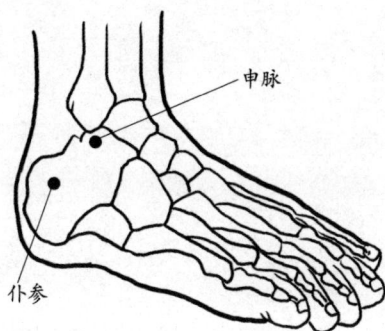

梳一百次。

　　❸沿着头部侧面的胆经，从前往后、由上往下梳。每天每一侧至少梳一百次。

　　※示范视频和说明，请参见本书第 199 页。

第十四章　每日简易按摩第二步：推背

　　膀胱经最重要的部分在背部。背部除了中线的督脉之外，两侧各有两条膀胱经，几乎覆盖了整个背部的百分之八十。正如城市里主要排水干道都是最宽大的，膀胱经可以说是排除身体所有经络垃圾的最后通道，自然也需要最宽大。左右两边靠内侧的膀胱经，分布着和各个脏腑相连的俞穴，即背俞穴。从疏通大排水沟的功能来看，这部分按摩重点在内侧以背俞穴为主的那条膀胱经。

　　由于背部的膀胱经无法自己按摩，故家人之间相互按摩是最理想的方式。在开始按摩之前，可以先用手指在内侧的膀胱经上，从上到下轻压滑下，如果摸到某个部位出现疙瘩（通常是硬硬厚厚的一块，只会在身体一侧的经络出现，只要比较两侧的差异，就能很容易找到问题点），再找一张经络图，看看那个位置对应什么穴位。这种疙瘩最常出现在肝俞穴，表示肝经堵塞。如果出现在心俞穴，则可能是与心脏相关的经络不通。按摩时，若遇到疙瘩，就在那个部位多推按几下，但这种疙瘩短时间不会消失，需要持续按摩几个星期或几个月，推按到逐渐变软变小，最终才会消失，而且还必须配合生活作息及脾气性格的合理调整才能生效。

推背时，我们通常会从肩颈开始，除了可以疏通颈部的膀胱经之外，还能疏通肩颈部的三焦经和大肠经；按摩到背部时，也顺便疏通督脉。如果被按摩者肌肉紧绷、经络不通，按摩后会迅速泛红（出痧）。如果没有出现泛红，就表示经络畅通，可以少推几次（见图14-1）。相反，有泛红就表示经络不够畅通，可以在泛红的部位集中多推几次。这

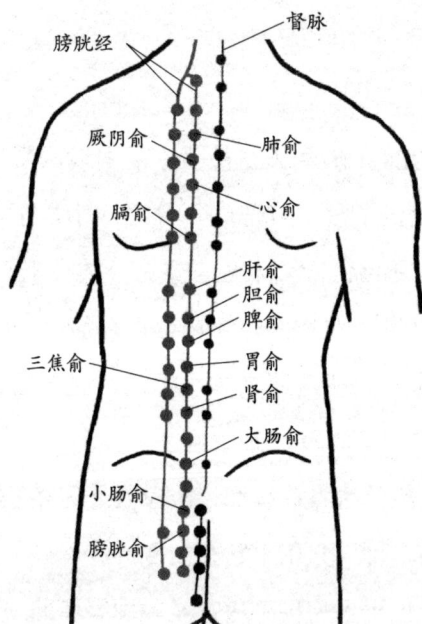

图14-1 推背按摩以督脉与两旁内侧膀胱经为主，如背俞穴处有疙瘩，对应穴位后，就知道哪条经络堵塞

种推拿导致的皮肤泛红，几分钟后就会自然消失。

从来没做过类似按摩的人，刚开始做推背按摩时可能会有痛感。中医有云："痛则不通。"痛感程度和经络的通畅程度呈反比。根据经验，开始按摩之后，随着经络的通畅，痛感会逐渐减轻，几天之后就不再有疼痛的感觉了。

◆ 一 **按摩前准备**

在按摩之前，先准备一瓶按摩油。按摩油有两种，一种只是单纯的起润滑作用，如凡士林；另外一种是含有活血化瘀成分的推拿油，可根据自己的需求选择。按摩背部需采用的姿势是：被按摩者趴在床上，按摩者朝向对方头部上方站立。

◆ 一 **按摩步骤**

❶背部的按摩由肩颈部开始，被按摩者将头部伸出床外（见图 14-2 ）。按摩者先在被按摩者的肩颈部涂抹推拿油，以免皮肤擦伤；然后按摩者双手握拳，由内而外转动腕部，按摩被按摩者的肩颈部，二十至三十次。

❷被按摩者往后退，头部侧转趴在床上，开始按摩背部（见图 14-3）。同样的，在整个背部涂抹推拿油，不需要太多。先推脊柱中间的督脉，按摩者右手（或左手）握拳，用手指关节接触被按摩者的背部，从颈下脊柱最上方的大椎穴开始，往下推到最下方的尾椎，重复二十至三十次。

❸接着按摩者双手握拳，用和推脊柱相同的方法，分别按摩背部两侧左右各两条膀胱经。从上方肺俞穴往下推到膀胱俞穴（髋骨上方），每条膀胱经按摩二十至三十次，同样在出现泛红的部位多推几次。整个背部按摩约在十分钟之内完成。

※示范视频和说明，请参见本书第199页。

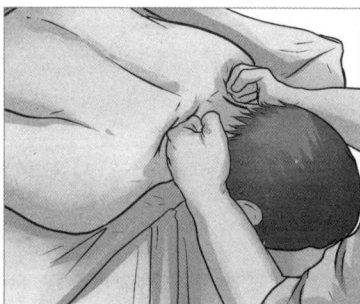

图14-2　按摩肩颈时，被按摩者头部可以移至床外，脸部完全朝下，更方便按摩

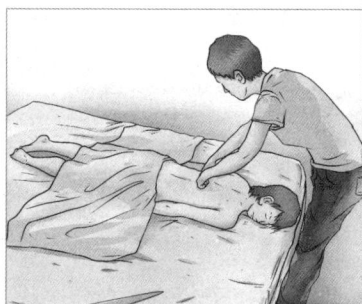

图14-3　按摩背部时，被按摩者退至床上，头部侧转

● 中药推拿油可帮助疏通经络 ●

推拿油有很大差别，初期可以多试几种中药油。试用方法是找一天睡得不是很好或比较疲倦的日子，在颈后的膀胱经上涂抹推拿油，不需要按摩。如果是具有活血化瘀功能的推拿油，大约在十至二十分钟内，经络就会疏通，脑部供氧增加，开始打呵欠，很快地疲倦感就消失了。用这种推拿油推拿，有事半功倍的效用；没人可以帮忙按摩时，自己涂点油在经络上，也能达到疏通经络、改善症状的效果。

第十五章　每日简易按摩第三步：心包经按摩

我在第一本书《人体使用手册》中曾介绍了一式三招的养生法：早睡、敲胆经和按摩心包经。

这些按摩都是可以自己做的简易养生活动，其中早睡和敲胆经的目的是补充气血，气血充足了，就能提升身体自愈机制修复身体的能力，但这时很容易使脾系统的负荷增加，进而形成脾虚的现象。而脾虚会使身体运水能力下降，造成心包积液增多，降低心脏功能，连带使其他脏腑的功能也跟着下降，所以要按摩心包经，及时改善这种状态，使身体尽快恢复正常。

当时书中所介绍的心包经按摩法，有许多读者反映太复杂，而且穴位不容易找，会因受挫而很难坚持每天按摩。因此，特别在本书介绍一种简易的心包经按摩方法，可以和前述的推背一起作为每天的居家按摩。

心包经按摩可以应付各种心脏的不适，快速又方便。例如心慌、心悸或胸闷，都能用这个方法缓解。

如果整合一式三招，加上梳头和推背，就具备了"养气血"和"排垃圾"两个养生活动中最重要的元素。气血足了，经络通了，身体自愈机制的能力自然提升，许多医药难以处理的问题，身体自己就能解决。

◆ — 按摩前准备

准备一瓶按摩油，按摩之前先涂抹在左右手臂的心包经上，心包经的穴位见图 15-1。因此，按摩时建议穿着短袖服装，将手臂露出。

◆ — 按摩步骤

❶心包经大约在掌心面手臂的中心线，按摩时从上臂中段的天泉穴开始，用大拇指压住天泉穴，沿着心包经往中指尖方向滑动，直到滑出中指尖为止，见图 15-2。

❷每天左右手各做十至二十次，如果出现泛红，说明心包经有点堵塞，就需要多做几次。没有泛红，表示心包经通畅，就少做几次。这种泛红有点像轻微的出痧，很快就会消失。

※示范视频和说明，请参见本书第 199 页。

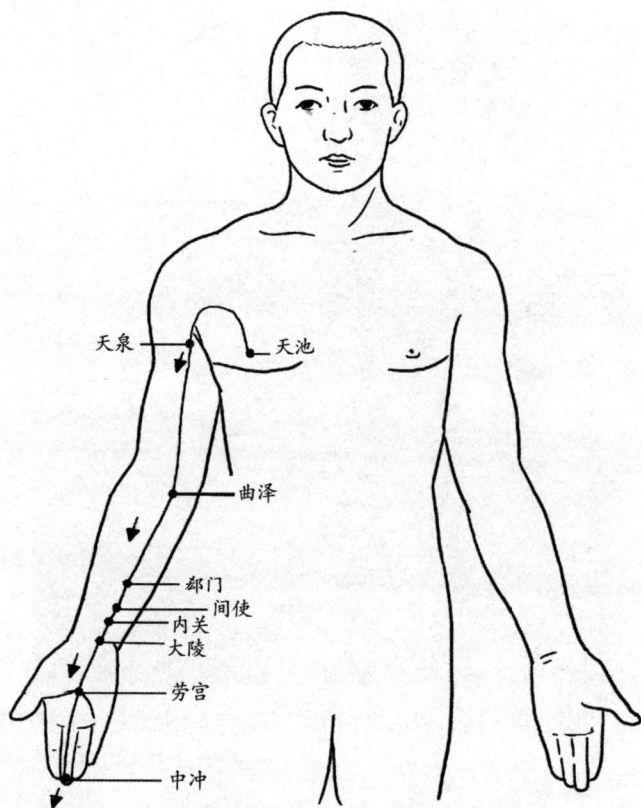

图 15-1　心包经穴位图

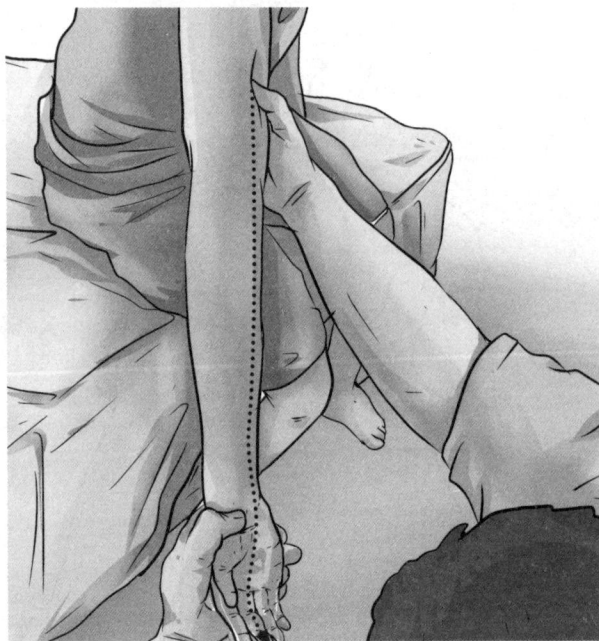

图 15-2　按摩心包经时，以大拇指压住天泉穴，然后往中指尖方向滑动

第十六章　每日简易按摩第四步：其他经络的按摩

除了每日进行梳头、推背和心包经的简易按摩外，我们还可以视身体状况增加一些其他经络的简易按摩，例如肺虚者可做简易的肺经按摩；过于肥胖者可以按摩胆经；常推拿手臂部分的三焦经，可舒缓肩颈不适或紧张；而腰酸背痛则只要常揉动膝盖正后方的委中穴，自然就能疏解。

在进行推拿按摩时，最好先涂上按摩油，可帮助润滑，避免皮肤受伤。此外，这几款简易按摩也适合自行操作，随时都可以按压。

简易按摩的手法有两种，一种为以大拇指按着推动（见图16-1），另一种为握拳以指节推动（见图16-2）。

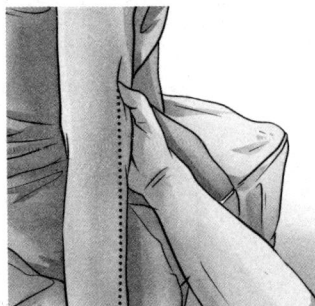

图 16-1　以大拇指按着的推动手法　　图 16-2　握拳以指节推动的手法

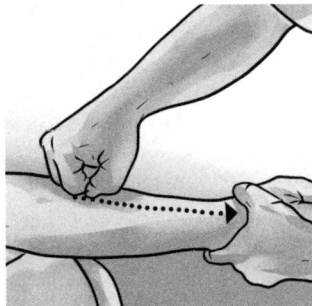

简易肺经按摩

　　肺经起于身体中间，经脉从腋下沿着手臂侧往手指方向循行至拇指。简易肺经按摩主要按摩行经下手臂部分的肺经，即手肘以下（见图16-3）。

　　肺虚及患有皮肤病的人，最好能每天做。在感冒期间做这项按摩也有很大帮助。由于只在下手臂部分操作，可以由旁人协助，或者自己推拿。

◆一按摩步骤

　❶将手握拳，以指节部位在经络位置上施力，由手肘的尺泽穴开始往大拇指方向推（见图16-4）。

　❷每天做二十次。

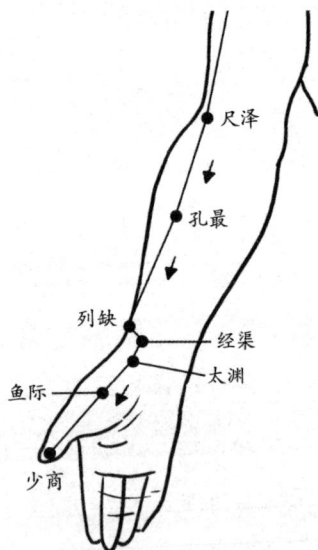

图 16-3　手肘以下的肺经穴位图

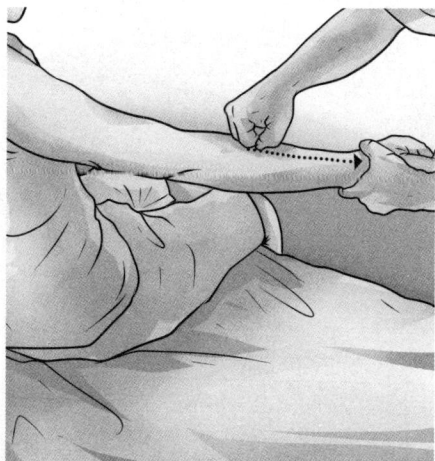

图 16-4　按摩肺经时，以指节从手肘往
大拇指方向推动

简易胆经按摩

　　胆经起于眼角，结束于第四趾外侧，是一条从头循行至脚的经脉。简易胆经按摩主要按摩行经大腿部分的胆经（见图 16-5）。大腿外侧只有一条胆经，很容易就能按摩到，非常简单，也可以自行按摩。

　　常按可以疏通胆经，将堆积在大腿外侧胆经上的垃圾排出，刺激胆汁分泌，使人体能够分解制造足够的造血材料，气血含量便能逐渐增加，改善健康状况。

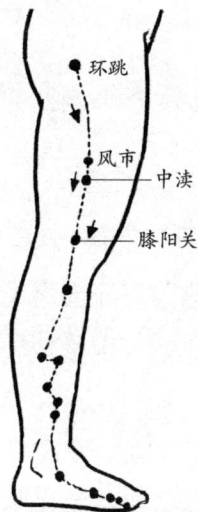

环跳

风市

中渎

膝阳关

图 16-5　大腿部位的胆经穴位图

◆ — 按摩步骤

❶将手握拳，以指节部位在大腿外侧胆经（约在环跳穴至膝阳关穴之间）施力，自上往下推（见图 16-6）。

❷每天做二十次。

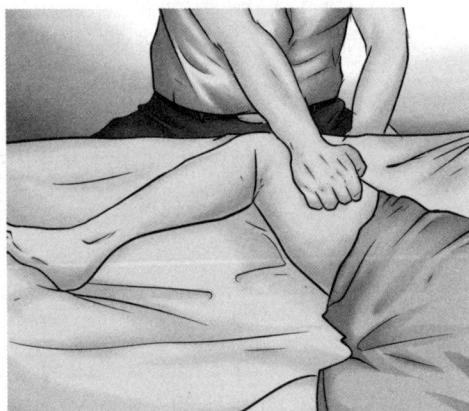

图 16-6　按摩胆经时，以指节自大腿根部往
膝盖方向推动

简易三焦经按摩

三焦经起于无名指尖外端，于肩膀处分为两支脉。一支脉进入胸部，与上焦、中焦及下焦相会；另一支脉则向上循行于颈侧，最后在眼眉外侧与胆经相接。

简易三焦经按摩主要着重于手臂部分（见图 16-7），按摩行经手臂外侧中线的三焦经部位，可缓解落枕造成的不适，以及舒缓放松肩颈部。

◆ 一 **按摩步骤**

❶将手臂分成上下两部分进行。先握拳在上臂部分（约在肩髎穴与天井穴间）以指节由上往下推，推二十次（见图 16-8）。

❷下手臂部分，则以拇指压在天井穴，往下推按，一直滑到无名指尖关冲穴之外，重复做十次。

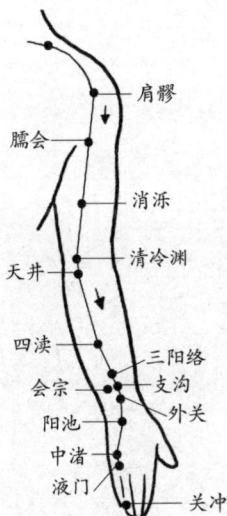

图 16-7 手臂部位的三焦经穴位图

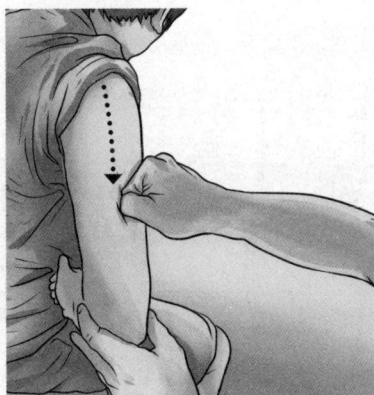

图 16-8 按摩时，以指节先从上手臂开始，由上往下按摩

委中穴的按摩

中医针灸歌谣中有一首《四总穴歌》："肚腹三里留，腰背委中求，头项寻列缺，面口合谷收。"其中的委中穴是用来对付腰背问题。

委中穴位于膝盖后方正中（见图 16-9），在实际的经验中，人过中年，两侧的委中穴可能会有一侧比较紧，轻轻按压就很痛。这个穴位如果每天按摩，可预防腰背不适。腰背不适的人，按摩委中穴一段时间之后，会有明显改善。

◆一 按摩步骤

❶将食指的第一、二关节弯曲，用第二指关节对准膝后的委中穴顶进去，再慢慢揉动（见图 16-10）。

❷两侧各揉动约二十次。

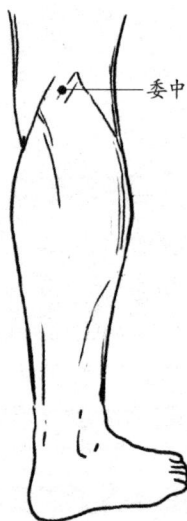

图 16-9　委中穴

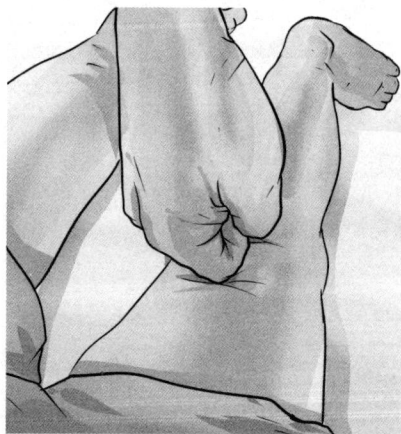

图 16-10　按摩委中穴时,弯曲食指以第二指关节对准委中穴揉动

第四篇

仪器篇

运用经络仪检测经络失衡状态，并结合气场束，输入近似于人体内部原有能量的能量，促使人体自愈机制更积极地修复损伤器官。

第十七章 从中医的诊断价值谈起

国内许多医院都设有中西医结合的科室，但主要是利用西医的仪器诊断，然后再开中医的处方，这种概念似乎否定了中医的诊断能力。

◆ 一 中西医对疾病定义不同

中西医对于疾病的认识，从定义上就不同。西医以症为病，中医则就表面的症状，经过"辨证论治"的推理，找出产生疾病的根源脏腑，亦即所谓"症在四肢五官，病在五脏六腑"。中医治疗时主要治的是病，因而有"治病不治症"的说法。

例如痛风，西医认为关节疼痛是病，但在中医看来，关节疼痛只是症状。以中医的理论推理：痛风的主要现象是尿酸结晶堆积在关节里，由于尖锐的结晶表面伤及关节组织而形成疼痛。至于尿酸的形成，主要是长期透支或情绪因素形成的肝火，使得血液中的尿酸比例增加。因此，肝火是痛风发生的原因之一。

此外，关节部位血液流动不畅，使得尿酸在该处逐渐沉淀，形成尿酸结晶。血液流动不畅主要源于心包积液过多，而心包积液过多又源自于脾虚，因此脾虚是痛风的另一个病因。再继续推论后发现，脾虚则源自于身体的炎症，身体炎症可能来自胃肠疾病或妇女的妇科疾病（肾）。

所以中医认为痛风的病因是长期肝火过盛和脾虚。肝火和脾虚形成的背景，存在着气血不足的可能性。肝和脾是五脏六腑的问题，气血不足则是能量的问题，五脏六腑和能量是中医诊断疾病的两个主要指标，所有的诊断一定要找出五脏六腑及气血中所存在的问题，那才是真正的病。

从这个例子可以说明中医和西医在诊断上的差异，以及中医的治疗方向建立于追根究底的诊断推理。当前中西医结合的方式，却抛弃了这种推理过程，直接就西医仪器诊断的表面症状进行疾病定义，拟定治疗方向。这种治疗仅止于消除表面的症状，不可能对真正的病根有作为，失去了中医最主要的优势。

中医理论中的四诊八纲、阴阳五行，主要在于建构人体运行的系统模型。中医师根据患者的表面症状、情绪变化，以及当时的气候环境，套入这个模型进行推理，找出可能的病因。找到了病因，才能从原因消除疾病。消除疾病的方法很多，如果原因是平日穿着不当，处方应以改变穿着为主；其他原因也可能是作息不良、情绪波动、过度劳累或外感风寒等。通常只要找到原因，拟定治疗策略和方法就很简单了，甚至有时根本无须用药。例如，如果作息不良是主要病因，调整作息是患者自己可以做的事，医生除了给予口头建议之外，并不需要开立药物处方。所以我们可以说中医的真正价值在于诊断。

中西医结合比较理想的方向，应是效法西医，能够利用仪器辅助诊断。针对中医诊断的方法开发中医专用仪器，将五脏六腑经络状况与气血能量的指标，利用仪器进行检测，呈现量化的指标，再根据检测出来的数据及图表，重新按照中医的理论定义疾病，拟定真正可以使疾病痊愈的治疗方案，而不是直接采用西医的仪器和疾病定义，然后用中医的病名开处方。如果不知道疾病的真正原因，只针对疾病的症状开立处方，不啻失去了中医最大的价值。

◆ 一 系统化的中医更易于仪器化

虽然西医有许多检测仪器，但是在我们身体出现病痛时，常常还是看了几个门诊医师，做了很多检查，却还找不到病因。问题很可能出在西医的体系中。在这个体系里，各个器官或系统是独立存在的，医生的培训是分科进行的，医院治疗也是分科治病，所以现有西医的检测多数针对个别器官，治疗时也是如此。

但在中医的概念里，人体是整体不可分割的系统（见图17-1），从经络上可将人体分为十二个子系统——心、肝、脾、肺、肾、心包、大肠、小肠、胃、胆、膀胱和三焦，常常一个脏或腑出现变化，其他的脏或腑也会跟着变化，所有脏腑之间紧密相连、互相影响。

所以，心和小肠，肝和胆，脾和胃，肺和大肠，肾和膀胱，这十个子系统可以进一步简化为五个子系统（见图 17-2），此时关系线就从六十六条简化为十条，中医按照各个器官的特质将其分为金（肺，大肠）、水（肾，膀胱）、木（肝，胆）、火（心，小肠）、土（脾，胃），并找出其中相生和相克的关系，建立了五脏六腑之间推理逻辑，作为诊断推理时很重要的依据。

　　系统化的中医，所需要取得的信息多数为宏观的，如人体整体气血能量和五脏六腑中各个子系统之间的相互状况。其检测仪器应从这两组指标着手，从少量的信息中了解人体整体和各个子系统的状况。虽然中医仪器化起步较晚，但仍然有机会建立一套更理想的仪器化人体检测系统。

● 中医检测重要目标：经络与气血检测 ●

　　经络是中医治病非常重要的通路，身体众多器官中只有十二个器官拥有对应的经络，这说明疾病主要源自于这十二个器官，其他器官的问题多半只是疾病表象，治病时只需要关注这十二个器官即可。检测目的在于找出当下经络是否失衡，从中判断身体当下在做什么事，医生如何提供最适当的帮助。

　　此外，气血是另一个需要检测的目标。通过气血能量可以观测人体总体能量，若其呈上升趋势，表示"这段期间的生活作息及养生活动对健康有帮助"，应该继续保持；相反的，如果气血能量下降，说明"目前的生活习惯或整体生理状态有些问题"，有必要进行全面检讨，找出问题的根源，加以修正。

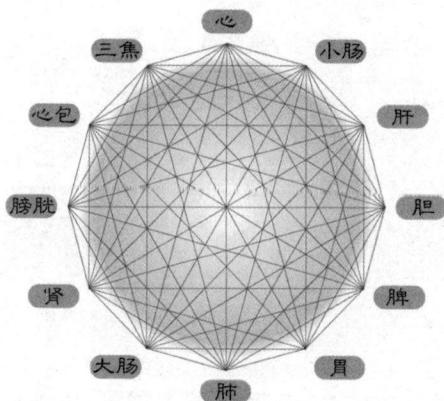

图 17-1　人体十二个子系之间有六十六条关系线

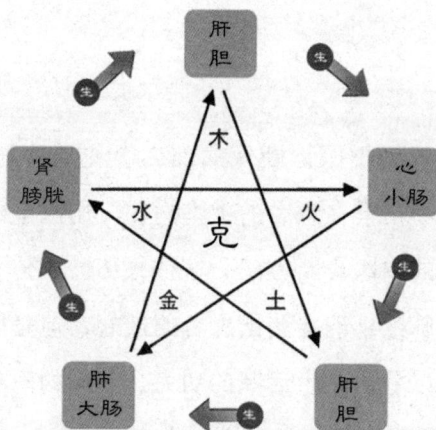

图 17-2　人体的十二个子系统，经过脏腑分类并且找出脏腑相应的关系之后，再将主血和气的心包和三焦移开，就剩下五个子系统。子系统间的关系线从六十六条简化为十条

第十八章　仪器化带来中医新发展

　　望、闻、问、切是中医诊断疾病的四个主要方法。其中的"切"，即是脉诊，以三根手指搭在患者的手腕内侧，用医生的感觉检测患者的状况，是大家常见的中医诊断方法。这种方法已流传了数千年，功力高的中医师可以通过脉诊精确检测出患者的疾病，但是脉诊的缺点是不容易学习，患者也难以分辨医生诊断的功力，不同的医生很可能做出不同的判断，使得中医因此被贴上不科学的标签。

◆ 一 脉诊仪器化

　　由于中医诊断的方法过于主观，其疗法很难进行科学的研究。经验累积在每个医生的脑海里，无法形成文字、图表、数字化的科研材料，更无法在团体之间累积发展成学术化的学科，于是渐渐与科学世界愈行愈远。

多年来，将脉诊仪器化是科学家们不断尝试的研究方向。要将细微脉动的微小机械移动转成讯号，并且在充满变数的人体表面软组织上检测，在工程精确度上有很大的技术难度。从单一脉动中得出的信息，只有经过重重的检波处理，才能计算出各个脏腑系统的指标，但最后每个脏腑能够分配到的信息量很少，系统的精确度和重现性也都不容易做好。电脑自动判读，是仪器化检测重要的发展目标，但这么少量的信息，似乎很难支持进一步电脑自动判读的后续发展。

◆ 一 经络仪初研发

20 世纪 50 年代，日本中谷义雄博士发现，在经络穴位点的皮肤上，可以量测到和其他部位不同的信号，因而开发出了经络仪。这种经络仪可以直接在左右各十二条经络上读取信号，取得的信息量远比脉诊仪大得多，而且量测到的信号不需要处理，直接归于各个经络和脏腑，只要把电极接在皮肤上就能取得信号，没有任何机械精度的问题。从工程上考虑，经络仪较脉诊仪在技术上更有机会实现。

虽然经络仪已经问世超过半个世纪，目前市面上已有众多产品，但使用并不普及，主要有下列几项原因：

一、每次要测量二十四点，操作繁复，费事耗时。

二、传统患者对医生的期待过高，希望医生最好能一眼看出患者得什么病，至少也要一把脉就能把患者的病史和现状了解得清清楚楚。如果使用经络仪看诊，患者可能会怀疑医生不会把脉，而无法信任医生。此点为最大障碍。

三、由于测量的是皮肤上通过的电流和电压等电特性的变化，需要在皮肤上通上微小的电流。皮肤通过电流之后，会出现极化现象，短期内不能在相同穴位再进行测量，因此，若想把经络仪做成像心电图一样的仪器，长时间观测并记录经络的变化，就不可能实现，致使系统使用范围受到很大的限制，可信度也大为降低。

四、在皮肤上测量经络的电特性时，很容易受到测量时手动压力、皮肤含水量与含盐量等因素的影响。此外，短时间内不能重复测量验证，测量的重复性不够理想，可信度自然不高。

◆ 一 新技术带来突破

2011 年，一家台湾的公司发展出一套新产品，利用电磁波的感测，直接测量经络中微电磁波的振幅，从而来检测经络的状况。与传统经络仪对比，发现可以得到和检测皮肤电流近似的数据。这项新技术没有电流通过皮肤，不会造成皮肤的极化，可以不断重复测量经络，不受皮肤压测、盐分和水分的影响。

在了解这套技术之后，我建议该公司将传统单点单次的检测，发展为二十四点的实时监测，以对应身体左右各十二条经络。我认为把经络仪做成类似心电图的实时监测，将传感器放在身上进行长时间监测，随时反映经络的状况和变化，可以扩大使用范围，提高可信度。只有做到实时监测，才有机会达到现代医学的仪器标准，成为真正的医疗仪器。

经过两年多的研发，这款仪器终于在 2013 年完成开发。

　　不过，虽然经络仪可以反映经络的状况，但它所反映的是近期身体的状况和变化，并不是长期累积的状况，诊断疾病时仍然不能仅凭经络仪的数据就做出判断，需要按照中医的望、闻、问、切进行推理，找寻疾病的原因。

第十九章　经络调理的新技术：气场束

我学习中医是从"经络及穴位推拿"开始的，这样的学习过程有很大的优点：可仔细观察身体在推拿过程中出现的变化。例如，按摩心包经相关的穴位，会明显听到体内液体流动声音的改变；心包积液严重过多、身体出现水肿的人，在经过一小时按摩后，上半身水肿即可快速消退；按摩前后，手臂的环状周长可以测量出两厘米以上的差异。但是这种推拿按摩最大的缺点是非常疼痛，许多人因无法忍受这种疼痛而拒绝。

电子控制工程是我在职场工作时的专长之一，长久以来，我一直想设计一套设备来替代部分的经络及穴位推拿。经过十多年的努力和尝试，以及许多朋友的帮忙，我终于开发出一种新的穴位调理技术和工具。我将这个新的工具命名为"气场束"。

气场束是一种能够将气场能量输入人体的经络调理工具，没有侵入性，甚至完全不用接触到人体，只要对准穴位，距离一至五厘米即可。由于其具备气场能量，近似于人体原来气血能量中的"气"，因此能被身体立即接受，成为人体可以运用的能量。

开发气场工具的原始动机是对气功的认识，气功在中国流行千年以上，如果人体能够通过修炼发出气场能量，自然界应该有其他方法也能创造出类似的能量。我想到的最直接来源就是天然的陨石、宝石或水晶，将手心对准这些材料的尖端，常会有刺刺或凉凉的感觉，也许那就是气场能量，只是太微弱不容易感知。

在一个偶然的机会，我参观了台湾"中央研究院"院士陈建德博士在新竹的气场实验室，看到用来将四散的气场聚集成束状的装置，因此开启了我开发气场调理工具的契机，经过多年努力和尝试，终于完成气场束调理系统。

开发过程中，我花了许多时间找寻适合经络调理的宝石，学习气在人体内部运行的规律，最终制作成三种不同性质的气场束，并开发出两个系列产品。第一个产品是专用于任督两脉穴位的单极气场束；另一个产品则是用于左右穴位的双极气场束。由于气场在身体的运行规律是左进右出，因此用于左侧和右侧的气场束性质是不同的。

◆ 一种没有痛感的经络调理技术

"良药苦口利于病"，这是中国流传已久的一句古话，除了药需要苦才会有效，经络疗法则是一定要痛，好像越痛越有效，所以拍打经络总要打得全身瘀青、伤痕累累，脚底按摩也非得按到痛得龇牙咧嘴、全身扭动不可。

　　由于没有检测工具的验证，说真的，没有人知道真正的效用。和这些方法相比，气场束的调理完全没有苦和痛的感觉，就只是在特定椅子上舒舒服服地睡上一觉，疗程就做完了。

　　家母是气场束最早的使用者，她很喜欢我的产品，她做气场束调理一段时间后，气色和体力越来越好。但是她在刚开始调理时，还会感觉到腹腔里气的滚动，慢慢地就什么感觉都没有了，她很担心别人不相信这种方法会有效。

　　她的话让我犹豫了许久，正当我有所怀疑时，有个修炼气功的朋友，一接触气场束就惊叫不已，直说："这气场太强了，坐在上面就能推动体内气的运行，舒服极了。"听他这么一说，我才知道原来对于气场的感觉，不同人之间差异非常大，也使我再度鼓起勇气继续往前走。

　　气场束产品（见图 19-1）其实完成开发已经很多年，却一直不敢

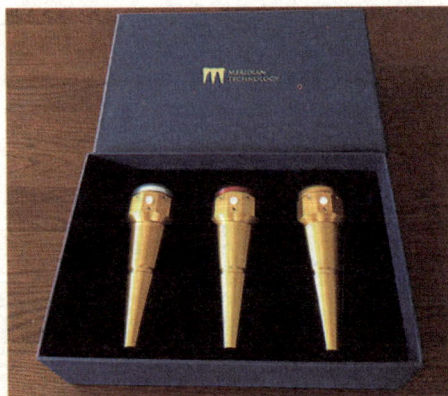

图 19-1　气场束，三支一组，分别是右侧经络（白顶）、任督脉（红顶）、左侧经络（黄顶）

积极推上市场，直到现在使用方法更成熟，和经络仪搭配的检测更完整，才正式在这里向大家介绍。虽然气场束的调理没有太多的感觉，但是使用前后，从经络仪可以看到经络的状态确实被改变了。希望有一天人们不再盲目地以为经络调理一定要痛才有效，应该学习接受利用仪器来确认哪种方法是有效的。以气场束做经络调理，真的可以轻松地睡一觉，就完全改善经络的问题。

当我开放仪器供大众体验后，有越来越多的朋友接受这种方法，虽然他们在体验时没有太多感觉，但是回家后睡眠状况和以前相比有很大改善。有个长期严重失眠的朋友，在做了几次之后，有一天终于沉睡了十二个小时，再也不迷信一定要痛才有效了。

◆ 一 气场能量的运行规律

《葬书》是讨论气场最古老的书，相传是晋朝郭璞（公元276—324年）所著。书中关于气的陈述："气乘风则散，界水则止。"陈博士的气场实验室曾做过许多实验，皆证实这句话是真的。气可以用水挡住，但却风吹就散，如果让气场通过一个旋转的风场，其能量会被大幅放大，因此使用气场工具时，不能有湿的物体阻挡，也不能有流动的风。

人体内部充满了水分，依据"界水则止"的气场特性，气场应该进不了身体。但是在实际使用时，发现当气场工具对准了穴位时，气感较强的人，能够明显感知气场的流入。如果手持气场束对准另一个穴位，手上能够明显感知如针刺穴位时的黏针感，说明气场能够自人体皮肤的穴位进入人体，这是件非常奇妙的事，似乎当初人体的设计者就考虑让气场能量可以运用于穴位。

除了穴位之外，当身体的表面出现红肿损伤时，整个红肿面都会形成气场能进入的状态，说明气场工具可能有助于这类损伤康复。

气场从人体表面穴位点进入人体后，会依循子午流注的顺序，在一条一条经络里流动。由于能量可以持续不断进入经络，如果经络中出现了阻塞，气场能量会愈积愈多，当能量高到一定程度，就会冲破阻塞处的障碍，疏通了该处，然后再往前循行，进行下个阻塞点的疏通。

这种情形形成了气能自动寻找阻塞点的机制，中医称为"气至病所"，说明气能找到经络的阻塞点自行疏通。这就是使用气场束最大的好处，它能和身体内部的原有体系或机制结合，充分利用身体本来的能力解决问题。外部工具不需要有太大的智能，只需要把能量输入人体，交给人体内部本来的系统充分运用即可。

由于气场能量近似于人体内部既有的能量，使用气场能量工具的基本原则，就是和人体既有能力相结合并充分利用。自愈机制是慢性病康复最重要的一环，自愈能力的高低，取决于身体总体能量的多寡。能量高，修复能力大；能量低，修复能力小。

气场能量能供身体立即使用，可以和自愈机制紧密地结合。当身体能量不足时，可以借用气场束补充能量，顺利地完成修复。因此，使用气场能量调理时，必须对身体自愈机制的运行逻辑有更深入的理解。

气场在人体内的运行，是从左侧进入人体，如有无形垃圾则从右侧排出。也就是左进右出是人体气场能量运行规律，外在的气场能量工具必须遵循这个规律设计，使用气场能量的人也必须明白这个规律。特别是修炼气功有成的人，修炼时会尽量不让气场能量外流。使用气场能量工具要保持这样的概念，当身体有无形垃圾需要排泄时，会在右侧的手脚产生胀满感。事先告知这点，让使用者明白这种规律，调整意念，才能改善这种胀满感。

使用气场束调理时，只要将气场束对准穴位，在距离一至五厘米处，即可隔空将气场能量经由穴位注入人体。当气场进入人体时，有些人毫无感觉，有些人会立即感觉到气场的进入。无论对气场有感或无感，气场对身体的作用都是相近的。

◆ 一 气场束的常用穴位组

双极气场束的气场能量进入经络后，除了膀胱经的穴位之外，从其他经络穴位输入的气场能量都会循着经络流动，依据子午流注的顺序即：**肺→大肠→胃→脾→心→小肠→膀胱→肾→心包→三焦→胆→肝**，流经所有的经络。气场能量会在每个流过的经络中被逐渐消耗，亦即在最先进入的经络，能量的效应最大，随后则逐渐减弱，因此须针对使用者当日经络仪检测显示的状况，选择适当的脏腑穴位进行调理。在同一条经络的不同穴位均有相似的效果，使用气场束只需要记住少数较重要的穴位即可。

另外，除了膀胱经之外的十一条经络在膀胱经上都有一个背俞穴。这些穴位都连通着对应的经络，所以另一种做法是在膀胱经上调理各个经络相应的背俞穴。以常用的肾经、肺经和肝经为例，肾经可以调理肾俞穴或膈俞穴，肾俞穴可以疏通肾经，膈俞穴则可以疏通膀胱经；肺经和肝经则分别调理肺俞穴、肝俞穴。这种调理背部穴位的方法，在操作上较为方便，是目前的主要用法。

单极气场束是针对各个主要的脏腑进行能量补充，常用的仅有五个穴位：膻中（心，小肠）、灵台（肝，胆）、天突（脾，胃）、大椎（肺，大肠）、命门（肾，膀胱）。通常都是单极气场束和双极气场束合并使用，每次用在一个督脉的穴位，以及左右膀胱经上的两个穴位。

◆— 使用气场束的感觉和反应

由于每一个人对气场的敏感程度不同，在使用气场束时，不同的人有不同的感觉；而相同的人，使用时身体状态不同，感觉也不一样。但是无论使用者有没有感觉，气场束对身体均有作用，有时会在使用过后数小时，或当天晚上睡觉时，才会感觉到身体的变化。对于身体有明显不适者，使用过后的感觉会比较明显。

使用者常见的感觉和现象如下：

● 当身体两侧的经络在调理时，气从左侧进入、右侧排出，称为"左进右出"。能量从左侧进入身体，左侧感觉明显或有热感时，说明使用者身体能量不足，气场束正在补充身体的能量。

● 从右侧排出身体的无形垃圾（心理情绪垃圾），右侧感觉明显，说明身体正在排泄较大量的无形垃圾，随后可能身体生理垃圾的排放也会跟着增加。

● 局部热感，说明身体正在处理该部位。可能该部位有病变，或存在过去未完全修复的损伤。

● 全身感觉冷，这是最常见的现象。现代人多数生活在透支肝火的状态，常呈现身体躁热的感觉。当气场束补了肾气之后，肝火退去。这时一方面会感到疲倦，另一方面肝火支撑的躁热退去，身体会有凉凉的感觉。

● 穴位短暂疼痛，说明正在疏通该穴位，为"气至病所"的效应。

● 气感明显者可以直接感觉气在经络中的流动。

● 气虚者会出现晕眩的感觉，这时喝些补气的液态中药或饮品会立即改善。如人参茶就很有效。

● 由于气场束不像传统按摩有强烈的感觉，因此配备了实时监测经络仪，通过它可以很清楚观察到调理过程中脏腑产生的变化，以弥补感觉上的缺失，增强使用者对设备的信心。

● 在使用气场束时，修炼气功者会直接启动气的运行，有些人会迅速进入气功态。

● 由于气的运行规律为左进右出，修炼气功者要知道这个概念并做出调整，否则会出现右侧气的累积和阻塞。

● 气场可能会在体内维持数天至数周或更长的时间。

中医经络调理的工具除了针刺和艾灸，还有古老的砭石、近代的电极和激光等。气场束是一个全新的穴位经络调理工具，与近代的电极及激光疗法不同，输出的气场能量近似于人体自身气的能量。

这种方法虽然是新的技术，但是和自古即存在的带气针刺疗法功效近似，只是把本来由人体发出的气，改由设备替代，用气束形成的无形针代替实体针。由于是设备发出，可以同时做多点调理，有机会将之量产，使之成为普及化的一种应用。

此外，实时监测经络仪和气场束同时开发完成，也使得气场束的应用研究方便了许多，在实验过程能够即时观察气场束作用于穴位后，身体内部经络的变化。这种作用和检测的方法，和控制工程中的闭路回路（Close Loop）近似，能够更精确有效地控制经络的变化。

人体所谓"控制经络的变化"与工程上"控制机器的变化"是不一样的。工程上，由于人类目前发展出来的机器设备仍不具备极高的智能，没有一个设备具有强大自我控制能力和维修能力，也就是"自愈机制"，因此设备的控制权全部在人所能操作的控制面板上。

而人体和人造设备的不同之处在于人体具备强大的自愈机制，是具有极高智能与自主控制能力的系统，人体运行的主控权完全在人体内部的自愈机制。即便能够用实时监测经络仪监测经络的状态，气场束能对经络做的调节仍然极为有限。这种调节实际上只是配合身体自愈机制的运行，提供辅助性的调节功能，从头到尾主控权都在身体内部的自愈机制系统，而不是由仪器完全自主的控制。

因此，气场束的运用，实际上是和人体内部的自愈机制衔接，以辅助人体自愈机制运行为主要目标，最终仍由人体自愈机制修复各种损伤、去除疾病的症状。气场束能够自外部输入人体所需要的能量，疏通经络中的堵塞，使人体自愈机制有能力进行更高阶的修复工作，并且更迅速地完成，缩短修复机制对人体造成不适的时间。

第二十章　经络仪检测的原理与运作

　　医学仪器检查的目的，多数为及早发现人体长期的疾病。由于慢性病的用药多半是长期服用，因此并不需要检测人体当下的状况，来决定当下应提供患者什么样的帮助。

　　中医治疗或调理的目的之一在于平衡五脏，而使用经络仪检测很容易找出五脏六腑中最需要处理的脏腑，也可以分辨当下身体正在做什么？如果利用经络调理手段能帮助身体做什么？

　　经络仪的这种特性和用法，在现代医学检测工具中没有类似的例子，因此很少人知道该如何正确使用经络仪。大多数人总是想用经络仪找出身体长期以来的问题或疾病，但使用一个不断变化的短期状态检测工具，要找出长期的疾病是不切实际的做法，因为同样一个人在前后两天之间，检测结果就有可能完全不同。

所以，了解经络仪的特性，将之用于发觉身体当下正在做什么？经络调理应该从何下手？做哪些调理能够带给身体最好的帮助？以上这些都是做经络调理时，调理师或医师最需要知道的事。

◆ 一 以经络仪检测实证气场束功效

本章将以两个例子简单说明经络仪的原理与运作。举 A 君的例子来说，使用气场束之前，我们会先检测使用者的经络，结果如图 20-1。

解读经络图时，首先将图从中央的白线分为左右两半。左半边显示上半身的状况，右半边显示下半身状况。中线左侧有一个数值（在图 20-1 是 40），表示是 24 条经络所有数值的平均值。比平均值高的为

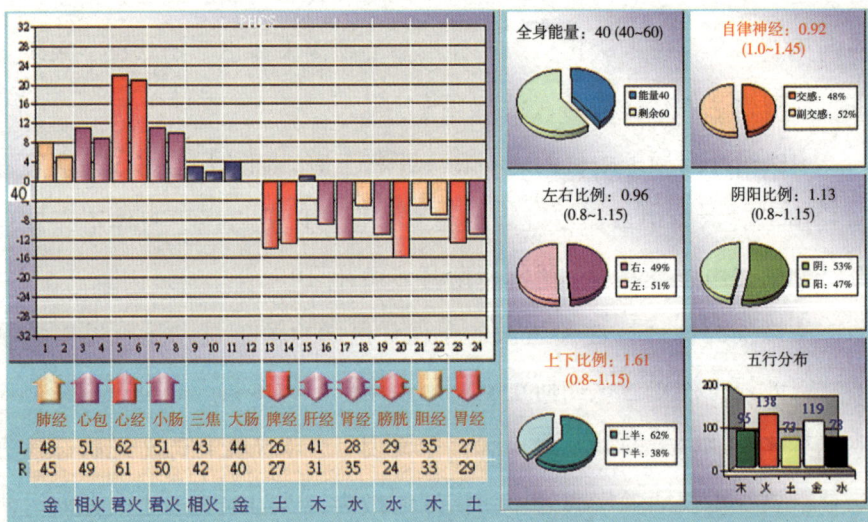

图 20-1　A君调理前的数值

实，低则为虚。

传统中医所说的热、火、实证等，在经络检测上无法分别三者差异，所以全部视为实证。同样的，寒证和虚证在经络检测时都属于虚证。

从图下方栏位的检测结果数值，可以看出A君上半身的经络（左六栏）多为实证，下半身的经络（右六栏）则多为虚证。这是典型上实下虚的图形。

而从脏腑平衡的概念，左半边的实证状况有可能是右半边的虚证所造成，只要能改善虚证，实证就会自然消失。这种方法可以称为"治虚不治实"。如果采用这个方法，整个经络图只需要专注于右半边下半身虚证的部分即可。**第一步就消去了左半张图。**

接着分析右半边下半身的经络。下半身的经络涉及脾、肝、肾三个脏，以及膀胱、胆、胃三个腑。脏腑互为表里，腑的问题从脏治即能解决。这种方法可以称为"治脏不治腑"。**第二步再将下半身右侧三个腑消去。**A君的调理逻辑见图20-2。

第三步是将剩下脾、肝、肾三个脏列为治疗重点。首先看脾，治脾最重要的逻辑是"虚则补其母"，脾属土，心属火，火生土。心为脾之母，脾虚补心，图中显示心火已甚高，无须再补。在这个例子中，脾和胃均虚，根据经验，身体可能正在处理胃的问题。再看肝的部分，其多数为火证或实证，极少虚证。这里肝的数值出现虚值，实际上是受到肾和脾的影响所致。

只剩肾，肾最常见的问题即是肾虚，而肾经的数值低于平均值，因此可断定肾虚是造成上实下虚图形的根源。

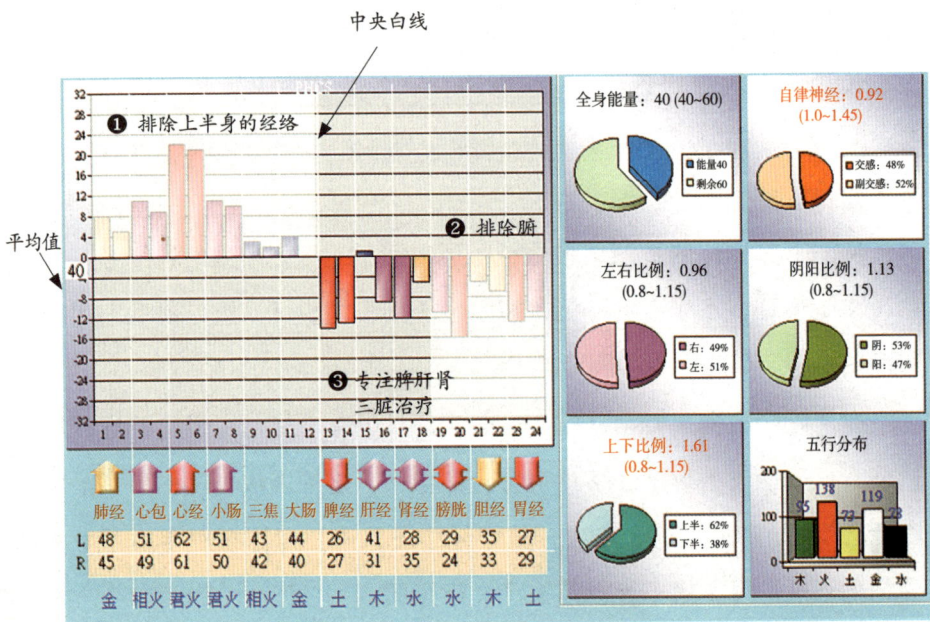

图 20-2 A君的调理逻辑

再对比图片右下角的五行分布图，肾属水，代表水的黑色数值明显低下，也可以验证上述的分析。由于经络具有这种快速变化的特性，故可以在短短一小时内，在人体没有任何外在干扰的情况下，做调理前后的对比。

接着我们根据分析的结果，利用气场束（详见第115页）为A君在命门穴和膈俞穴做了一个小时的灌气调理。休息半小时后，再次检测经络，检测前后的对照见图20-3。气场束所输入的能量，近似于人体本来具备的能量，人体可以立即使用，因此在一小时的调理后，我们看到A君的经络状况改变了。

图 20-3 中上图是A君调理前的经络检测数值，图 20-3 中下图是

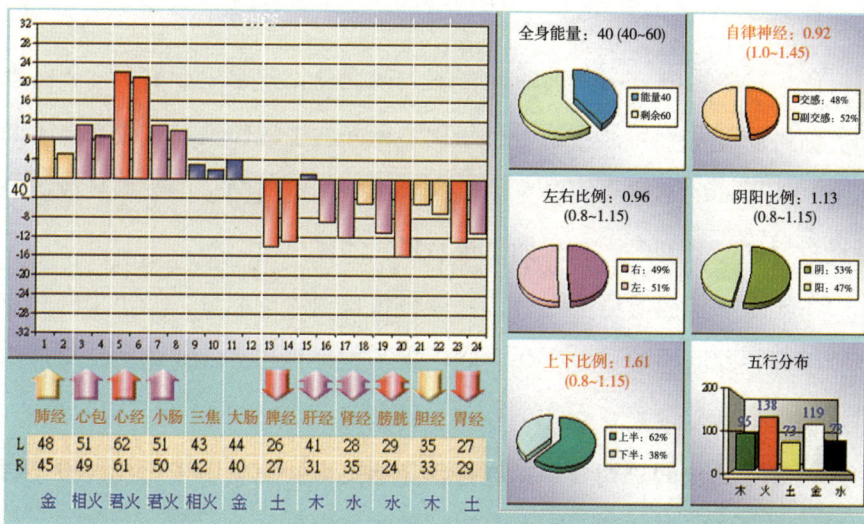

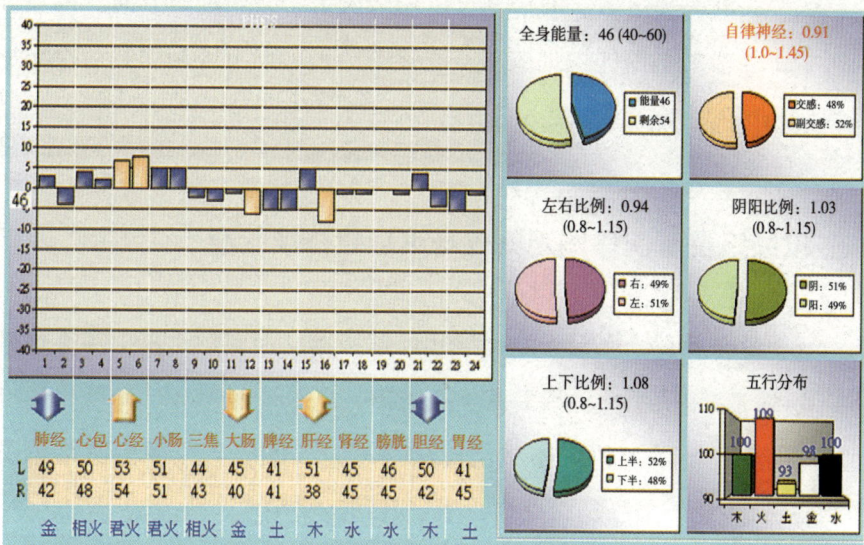

图 20-3　上为 A 君调理前的检测结果，下为调理后的结果，两者差异明显

调理后的，比较调理前后经络图，可以明显看出，靠近中线的经络数量明显增多了。

在A君案例中，调理前后经络图大幅变化，这是一个特例。A君在调理前已经好几天胃部不适，也建立了良好的生活作息，气血能量不断上升，他胃部的不适主要是身体修复胃部损伤造成的，持续多日说明已经进行胃部修复好多天，可能已进入修复的尾声。

在气场束将能量输入之后，身体突然得到大量能量，加快了修复速度，正好在这时完成修复工作，就出现了这种经络大幅变化的结果。结束修复后，修复的能量释出，使得整体能量均值上升到46。根据经验，如果调理在修复的早期或中期进行，经络图可能完全不变化或仅有小幅变化，因此这种经络的大幅变化是可遇不可求的。

这个实例说明经络仪的检测可以用来决定经络调理的方向。调理方向对了，经络的平衡即得到改善。改善的结果可以再度利用经络检测加以验证。

◆ — 以经络仪多次检测观察气场束功效持续状况

接下来看B君，这是一个图形相反的实例。前面例子是上实下虚的图，B君的检测结果则出现上虚下实的图。

B君外表显现为肺虚体质，皮肤偏黑，人偏瘦。经络检测结果见图 20-4，显现上半身经络偏虚，下半身的经络偏实，为上虚下实之象。应属肺太虚，而致使下半身经络显现出实证。

同前例做分析。依据"治虚不治实"的逻辑，虚在上半身，下半身的经络就不看。再依据"治脏不治腑"的逻辑，删去三个腑，剩下肺、心包、心三个脏。实际上只需要注意心和肺两个脏。心的问题多半是火证或实证，只有肺才会经常出现虚证，因此形成这个图形的根源来自于肺虚。从右下角的五行分布图也能验证，肺属金，白色属金的条特别短。

当B君利用气场束进行肺的调理，三十分钟停止后，再测量其经络，结果见图20-5。经络的失衡更加严重。这说明调理过程中，经络在体内发生反应，但五行平衡并未改善。

接着让B君休息三十分钟，再做一次经络检测，得到图20-6的结果。显然平衡改善了许多，但仍不够。

休息三小时后，再做经络检测，得到图20-7的结果。经络平衡大幅改善，五行分布图也平衡许多。最重要的是，在这个时候受测者出现强烈的疲倦感。

由此实验可以了解到，气场在停止作用后，大约还会在体内作用数小时。

在B君这个实例中，要特别观察的是全身能量平均值，也就是每个条状图中线左侧的数值。第一张调理前的数值是36，第二张刚调理结束时的数值是35，三十分钟后数值上升到46，三小时后再上升到52。

我们重新整理一下前面的过程，发现B君平均值的变化，说明了下列可能：

第一次测试（见图20-4）：经络是不平衡的上虚下实图，身体处于肺虚状态，也就是可能这时候身体正要排寒，但由于能量不足，无法完全启动，而呈现不平衡的僵局。此时有大量的能量进入肺脏及其经络

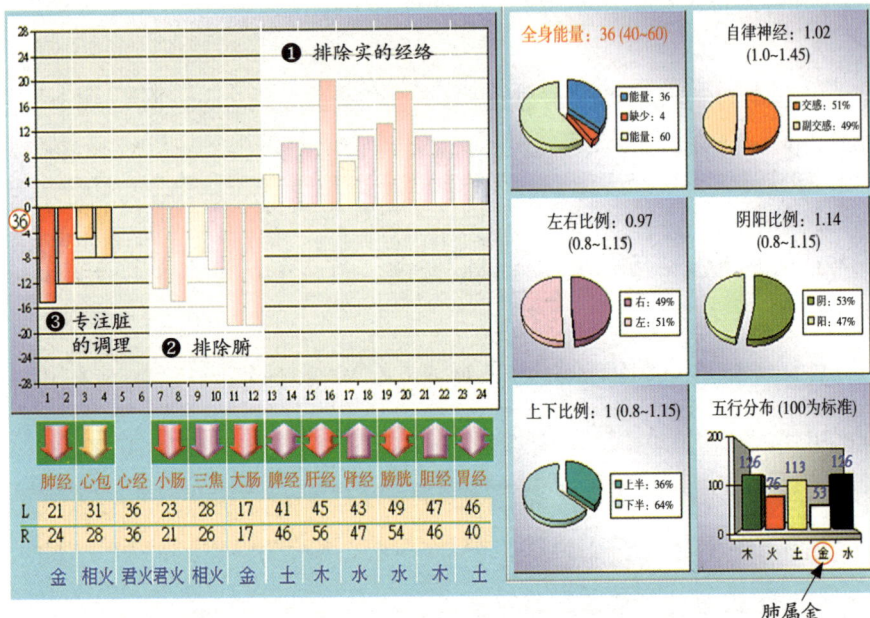

图 20-4 B君调理前的检测结果与调理逻辑示意图

Figure 20-4 key labels:
- ❶ 排除实的经络
- ❷ 排除腑
- ❸ 专注脏的调理
- 全身能量: 36 (40~60) 能量: 36 / 缺少: 4 / 能量: 60
- 自律神经: 1.02 (1.0~1.45) 交感: 51% / 副交感: 49%
- 左右比例: 0.97 (0.8~1.15) 右: 49% / 左: 51%
- 阴阳比例: 1.14 (0.8~1.15) 阴: 53% / 阳: 47%
- 上下比例: 1 (0.8~1.15) 上半: 36% / 下半: 64%
- 五行分布 (100为标准) 126 26 113 53 126 木 火 土 金 水
- 肺属金

	肺经	心包	心经	小肠	三焦	大肠	脾经	肝经	肾经	膀胱	胆经	胃经
L	21	31	36	23	28	17	41	45	43	49	47	46
R	24	28	36	21	26	17	46	56	47	54	46	40
	金	相火	君火	君火	相火	金	土	木	水	水	木	土

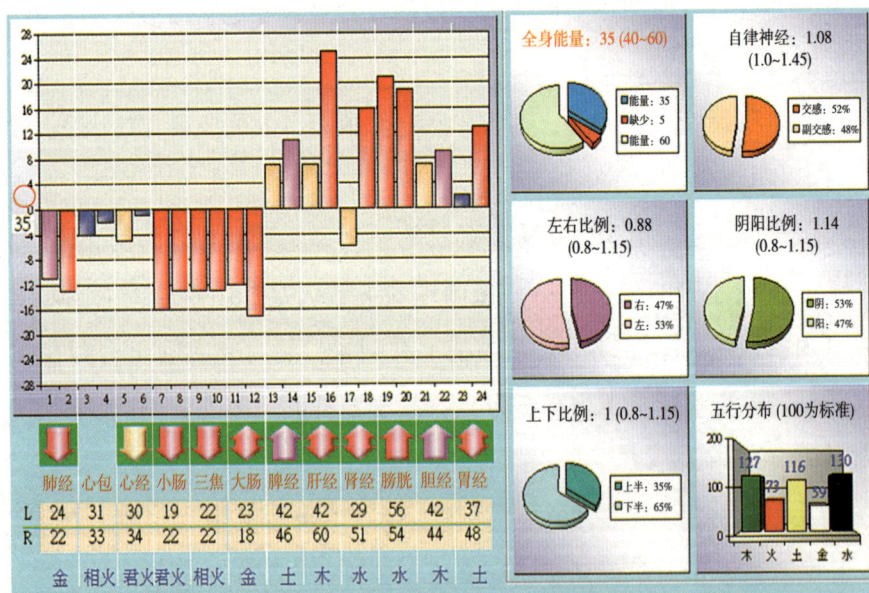

图 20-5 B君调理后第一次经络检测图

Figure 20-5 key labels:
- 全身能量: 35 (40~60) 能量: 35 / 缺少: 5 / 能量: 60
- 自律神经: 1.08 (1.0~1.45) 交感: 52% / 副交感: 48%
- 左右比例: 0.88 (0.8~1.15) 右: 47% / 左: 53%
- 阴阳比例: 1.14 (0.8~1.15) 阴: 53% / 阳: 47%
- 上下比例: 1 (0.8~1.15) 上半: 35% / 下半: 65%
- 五行分布 (100为标准) 127 73 116 59 130 木 火 土 金 水

	肺经	心包	心经	小肠	三焦	大肠	脾经	肝经	肾经	膀胱	胆经	胃经
L	24	31	30	19	22	23	42	42	29	56	42	37
R	22	33	34	22	22	18	46	60	51	54	44	48
	金	相火	君火	君火	相火	金	土	木	水	水	木	土

之中，致使B君全身能量值呈现较低的36。

第二次测试（见图20-5）：气场能量输入身体之后，身体有了新的能量，加上原已进入肺系统的能量，总算能将排寒的工作完成。在调理过程中，仍然有大量的能量在肺中工作，导致刚调理结束时能量值降至比原来略低的35。

第三次测试（见图20-6）：休息三十分钟后，身体完成并停止了肺的排寒工作，能量撤出，回到各个经络之中，使整体能量值大幅上升，其中还包括调理过程中输入的气场能量。因此达到了46。

第四次测试（见图20-7）：三小时后，肺的能量完全撤出，能量升高至52。

调理前后经络状况的对比，是观察人体自愈活动非常理想的方法，但仅限于调理后能快速改变经络的方法。如果两次检测时间太长，中间夹杂了饮食或睡眠，有太多的变数加入，就不容易看到自愈活动对经络的真正影响。

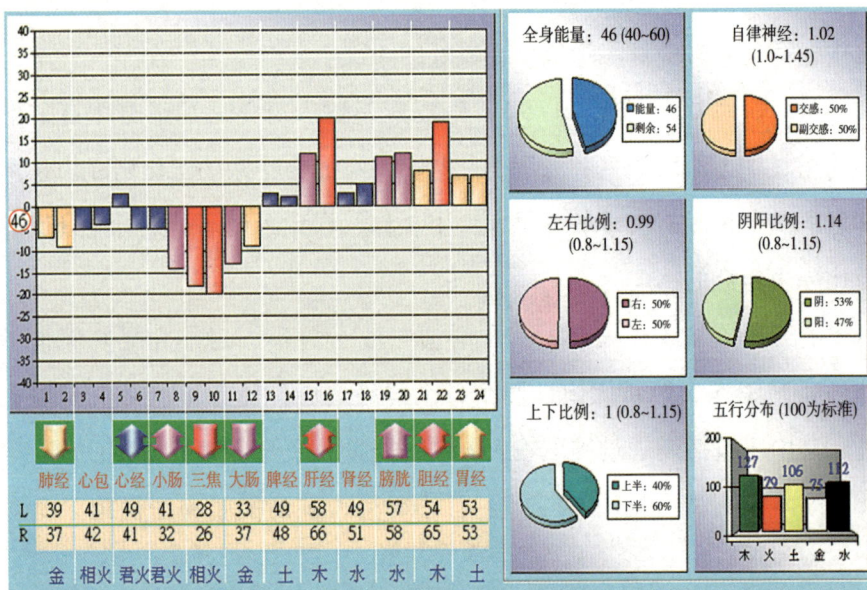

图 20-6　B君休息三十分钟后经络检测图

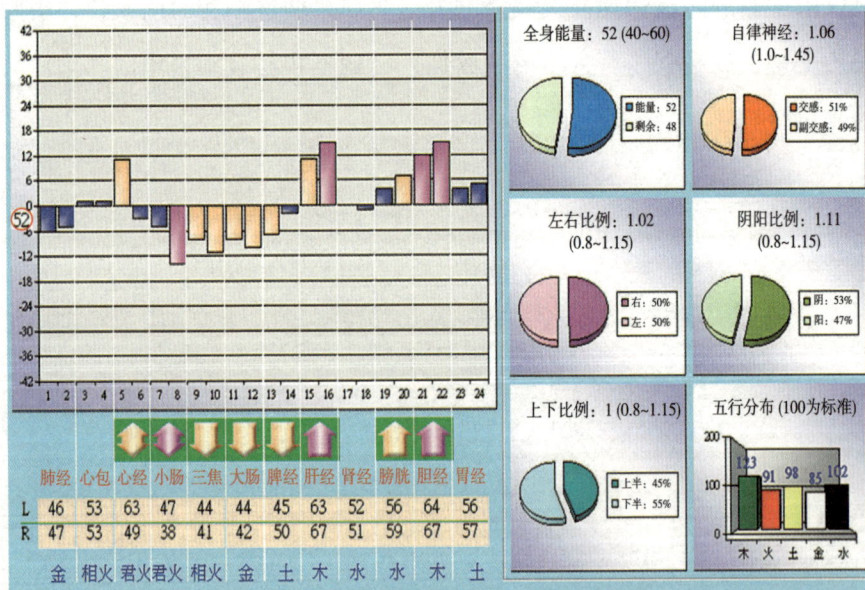

图 20-7　B君休息三小时后经络检测图

| 人体 使用手册 3 the user's manual for human body 3

第二十一章　相对气血指标的发现与运用

　　西医的检测也有一些与经络检测类似，例如传统自主神经多数采用心率变异检测（HRV），这种检测可以很快看到交感神经和副交感神经失调的状态。但缺点是看不出到底是什么原因造成的失调，自然也就找不到解决的方案和方向。

　　中医经络检测中出现的经络失衡，和HRV所检测的自主神经失调非常近似，只是HRV测出的数值主要来自心率，经络检测的数值则来自十二经络，也就是更多器官检测出来的结果。所以我们能从经络检测的结果，找到造成经络失衡的真正原因，进而拟定调理或治疗的策略。

　　如前面所介绍"上实下虚"和"上虚下实"两个例子，实际上是两种不同原因造成的自主神经失调。但是在自主神经失调的检测中，只能得出交感神经和副交感神经活力的比率是否平衡，完全无法反映是哪个器官造成这样的结果。

经络检测的结果是"上实下虚",造成失衡的原因就是肾虚;如果是"上虚下实",则是因为肺虚造成失衡现象。这两种失衡要快速调整至平衡,可以分别从补肾气和补肺气去做调理。

经络仪的检测结果能显示出解决方案,这是自主神经检测完全做不到的。自主神经失衡是现代人失眠的主要原因,利用经络检测和调理的方法,迅速改善经络的失衡,同时也改善了自主神经的失调,就有机会让睡眠状况好转。

◆ 一 气血指标与基础代谢率

在任何一个独立系统中,系统总体能量都是最重要的指标。例如电气用品的电压和电流,或者燃油汽车的油量,都是系统总体能量指标,如果能量指标出了问题,系统必定会出现严重的故障,就好像是燃油汽车没有油就完全不能发动,而电脑的电压太低就连开机都有问题。

传统中医所说的"气血",就是人体整体的能量。在中医概念中,气血指标低下是最常见的疾病原因之一。因为只要有充足的气血能量,人体的自愈能力就能正常运行,并自行克服许多疾病。

大多数的疾病都是人体自愈能力长期无法良好运行的结果。因此,测量人体的气血能量是发展中医检测仪器最重要的一环。

虽然现代医学在疾病诊断时,没有人体整体能量的概念,但是在运动医学领域里,用来测量运动员体能状态的"基础代谢率",实际上和中医的气血概念很接近。基础代谢率是指人体在清醒而又极端安静的状态下，不受肌肉活动、环境温度、食物及精神紧张等影响时的能量代谢率，检测的方法是测量呼出的二氧化碳和吸入的氧气总量，借以估算一个人整体的体能。

我认识一个台湾著名的不孕症医师，患者找她治疗不孕时，第一次就要做基础代谢率的检测。如果基础代谢率低于她要求的标准，她就不帮这个患者进行任何治疗，只指导患者回家调整作息，调养几个月后再来做检测，直到基础代谢率达到要求，才开始不孕症的治疗。

她的这种程序，使得患者成功怀孕的比例非常高。这个检测程序在患者还没开始治疗之前，就已经把因身体总体能量不足而无法怀孕的患者先行排除了。

妇女怀孕时，身体的能量除了要供养自己，还要拨给肚子里的胎儿，如果身体总体能量不足，不但很难怀孕，就算是勉强怀孕了，怀孕期间也很容易因总体能量不足而导致流产。她的这种做法，不仅替患者节省了大量的医疗费用，也让患者减少了许多不必要的痛苦和伤害。

这位医生的外表远比实际年龄年轻得多，问她如何保养，她的回答很有趣。原来她观察自己的患者，详细询问成功怀孕的人如何生活，而不孕的人又是怎么生活的，然后学习成功怀孕者的生活方式，避开有不孕困扰的人的生活方式。最终结论其实很简单：**早睡自然醒，饮食清淡，适当运动，保持愉快的情绪，尽量减少压力，**和中医的养生概念几乎完全相同。

◆—哈佛医学院睡眠研究中心的复杂系统指标

在研究睡眠检测的过程中，有机会接触到美国哈佛医学院睡眠研究中心的专家。他们的睡眠检测早期是以脑电波检测为主，后来为了能够进行网络化检测，发展出一套从心电图数据检测睡眠状况的技术，因而发现睡眠品质和一个人的生理状态有密切关系，睡眠的品质会随着生理年龄老化而逐渐变差。

研究中心的专家们以这个特质为基础，钻研多年，将睡眠检测所收集的人体心电信息加以扩大，增加睡前两小时和醒后四小时的心电信息，形成一个新的指标：**复杂系统指标**（Complexity Index）。这个指标源自于物理学领域，是用来检测拥有多个参数及变数的复杂系统整体效能的理论和方法。

它是通过采集多样的数据，经过电脑计算得出的数值。人体也是一个拥有多种不同参数和变数的复杂系统，将包含睡前、睡眠中、睡后的大量人体心电信息输入电脑，通过预设的程序进行计算，可以得出这个人的复杂系统指标。

此外，这个指标经过验证，可以显示一个人的总体健康状况。但因采集的样本不够庞大，目前还无法作为不同人之间的比较，仅能用来比较同一个人不同时期的健康状况。这种总体健康状况和中医的气血概念非常接近，由于只能做同一个人不同时间的比较，又称为**相对气血指标**。

这个指标曾经用于美国心脏病新药测试。该种新药能有效消除心电图中显示的某种异常，测试期间同时以人体复杂系统指标监测试用者，发现虽然患者的心电图异常有明显改善，但是几乎所有试用者的复杂系统指标都呈现快速下降的趋势。在测试一个月之后，试用者中有数人死亡，当局马上宣布终止该药的测试。测试的结论认为，新的药物虽然对于疾病症状有明显的疗效，但却严重损害了患者整体的健康。

人体复杂系统指标在这个案例中发挥了预期的效用，于测试初期就显示出可能的结果，说明其用来监测人体总体健康状况的变化趋势，有非常好的功效。

◆ 一 利用相对气血指标监测整体健康

这个指标虽然暂时还不能用于疾病检测，但是非常适合用来监测养生成果。例如现行的各种减肥技术，有些会对身体造成伤害，但通常都是等到减肥者健康出了问题，才会被发现。而如果发展减肥技术的人能在过程中就使用这个指标，监测其减肥技术对人体有无害处；消费者在尝试一种新的减肥方法时，每天测量相对气血指标，一发现指标持续下降，立即停止这种减肥方法，就能避免进一步的伤害。

这个系统原本就设计成网络化的检测，使用者可以在家自行检测，再把信息传送到网络主机上，几分钟后就会收到检测报告，非常适合从事减肥和养生活动的人使用。

除了减肥之外，这个检测方法对想要尝试新养生法的人也有很大的用处。例如本来习惯半夜两点才入睡的人，可以在现有生活作息下，先花一星期测量这个指标的变化状况，由于身体的状况每天都有变化，单次检测常常不具备代表性，多测几天，再计算其平均值，结果会比较准确客观。然后开始改变睡眠时间，等新的生活习惯稳定之后，再花一星期测量这个指标的变化状况。比较作息调整前后的变化，就能知道新的生活习惯对健康是正面还是负面的影响。

这样的检测手段，对于慢性病的调养相当有用。首先，慢性病的调养必须先建立一个能使气血能量不断上升的生活习惯，而利用这套系统可以适当地调整生活作息及饮食习惯，找出能够使相对气血指标不断上升的生活习惯。

其次，在尝试任何一种新的治疗手段时，必须经常测量自己的相对气血指标是否持续上升。如果某种治疗方法能有效改善疾病的症状，但却使指标下降，表示这种疗法可能有其他副作用，症状的消除只是假象，并不是真的改善。只要气血能量再回升，症状可能还会出现。只有在指标处于上升趋势，仍然能使症状改善的疗法，才是真正有效的治疗方法。

在慢性病调养的过程中，只要保持指标处于上升趋势，病情就会处于改善状态。在调理过程会出现各式各样的症状，可以将它们都归类为"瞑眩反应"或"好转反应"，是身体启动自愈机制时所造成的一些现象。在相对气血指标未出现之前，没有任何检测手段可以明确分辨出现的反应是"瞑眩反应"，还是疾病恶化的表现。同时也因为缺乏这种检测手段，使得所有自愈机制造成的异常现象，在现有医学体系中全被归类为疾病，也就是疾病恶化的症状。

这些反应如果归类为瞑眩反应，则属于良性的正常反应，处理方向应该是增强人体的能量，疏通身体的经络通道，让身体更快速地完成修复工作。反之，如果在相对气血指标呈上升趋势时出现的异常现象，则被归类为疾病恶化的症状，治疗的方向会走向以消除症状为主，实际上却是中止身体自愈机制继续运行。症状的定义不同，处理的方向将完全相反，结果自然也完全不同。

图 3-1 是第三章提到过的人体气血能量示意图。在图中最重要的是左边一个向下的箭头和右边一个向上的箭头。养生的重点就在调整这两个箭头的方向。

利用相对气血指标先检测出当前的气血变化是朝上还是朝下？也就是通过这种检测了解现有的综合状态是处于气血上升或下降的趋势？明白趋势状况后，如果处于上升趋势，说明整体的生理状态都很好，要好好保持现有的生活和饮食习惯。

如果检测结果显示下降趋势，最好分析目前的生活习惯和生理状态，找出造成下降趋势的可能原因，然后试着调整生活习惯，或选择适当的养生方法，身体力行，一段时间（一至三个月）后，再检测一次，看看相对气血指标是否上升，就能知道调整的方向是否正确，直到找到可以让相对气血指标趋势朝上发展的生活方式，自然就能得到健康。

相对气血指标检测系统的使用和现行中西医结合的形式不同，这个系统是先有中医的气血理论，再到西医系统中找出比较接近的检测手段，然后用中医的医理重新解读检测结果。虽然使用了西医开发的工具，但是并没有偏离中医气血检测的本意。

在自然的状况下，年纪越轻，气血指标越高。因此，相对气血指标也可以用来衡量一个人的老化速度。如果指标快速下降，说明人体正在快速老化；指标不断提升，则说明人体正在年轻化，也就是俗称的"回春"。

人体老化是必然趋势，但是长期的不良生活作息，会使人体突然处于快速老化的状态。当发生这种情形时，要尽快调整作息，注意养生，身体就会渐渐开始修复过去搁置的损伤，使身体出现"回春"的现象。

　　面对长寿的必然趋势，利用相对气血指标的检测，辅助养生，减缓老化速度，有机会延长健康的中年生理状态，延缓衰老病痛的老年生理状态的到来，这样才能拥有幸福的长寿人生。

第二十二章 经络检测与气场束调理成果解读

使用经络仪最大的难题在于如何解读检测结果。完成经络检测之后，电脑屏幕上会出现图 22-1 的画面。

图左侧有一个包含二十四个数据的十二经络检测条状图，右侧有六个小的方块图。初学者只需要集中理解左侧的条状图和右下角的五行分布图就足够了。

十二经络条状图：可以从中央的白线分为左右两部分，左半边为手上的经络，代表上半身的状况；右半边为脚上的经络，代表下半身的状况。中线左侧有一个数值，是检测所得二十四个数值的平均值。

五行分布图：代表五对脏腑的均衡状况。其中"绿色"代表肝胆；

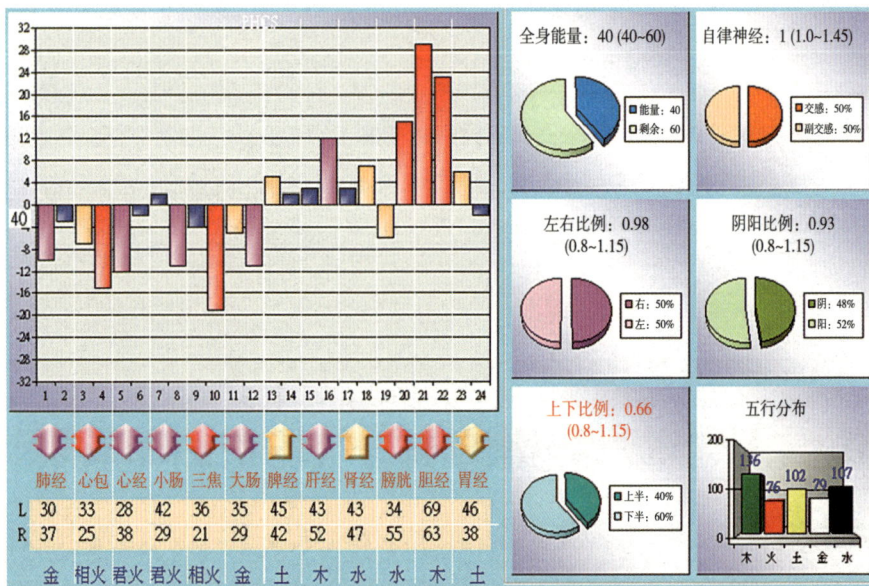

图 22-1　经络检测结果

"红色"代表心和小肠，三焦和心包的状况也对这个数值有些影响，但比例较心和小肠为低；"黄色"代表脾和胃；"白色"代表肺和大肠；"黑色"代表肾和膀胱。

每个颜色都有个数值，一共五个数值，总数是 500。中线的 100 代表平衡值，理想的状况是所有数值都是 100，这样才是脏腑均衡的极致，但这种情形不太容易出现。数值低于 100 为虚，高于 100 为实。

由于五个数值的加总为 500，所以如果有个数值低了，必定有某个数值变高，而最高和最低的数值之间差异越大，脏腑就越不平衡。利用调理方法补了虚的脏腑，使其数值升高，原先高出来的脏腑数值也会自然下降，高低之间的差减小了，脏腑的平衡就改善了。

相反的，如果采用调理的方法降低高的脏腑数值，也能使虚的脏腑数值上升，减小了高低之间的差，而促进了脏腑之间的平衡。

　　因此，在利用经络检测的结果选择调理脏腑的过程中，解读经络检测结果最简单的方法，是检视右下角的五行分布图。计算出每个脏腑数值和标准值100的差异绝对值，这个数值最大的脏腑，一般即是当天需要调理的脏腑。

　　以下分别举例说明：

　　图22-2以黑色肾的数值最低，比标准值低28。虽然绿色肝的数值也高出28，但是有肾虚的存在，可以判定此时的肝火属于虚火，身体总体的状况属于肾虚，故当天需要调理的方案即是补肾。这种情形由于肝是虚火，泄肝时没有能量可以释出，是无法降肝火的；相反的，补了肾气，肝虚火会自然消失。

　　再看看图22-3，虽然绿色肝的数值136为最大，但是搭配图22-4的十二经络条状图后，可以看出是上虚下实图，造成高数值肝火的原因是肺虚，仍以白色比标准值低21为主，判定属于肺虚的状况。当天需

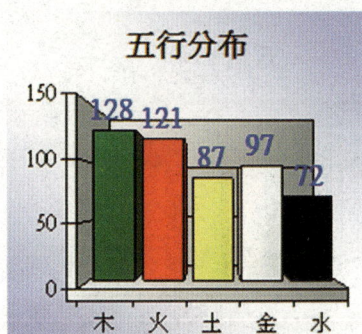

图22-2　肾虚的五行分布

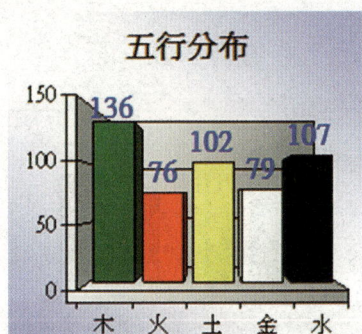

图22-3　五行分布显示肝火盛

要调理的方案即是补肺。

图 22-5 显示肝火较盛，但黑色数值比标准值低 4。虽然肝的数值最大，但根据经验，这种同时存在肾虚的肝火属于虚火，是肾虚所引起，调理时以补肾气为佳。

图 22-6 中黄色数值比标准值低 24，是脾虚的现象，按摩心包经或

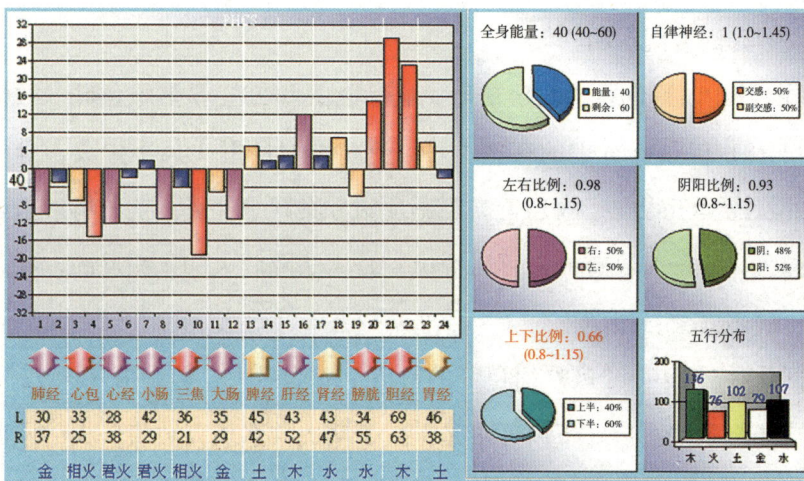

图 22-4　从十二经络图判断肝火盛的原因是肺虚

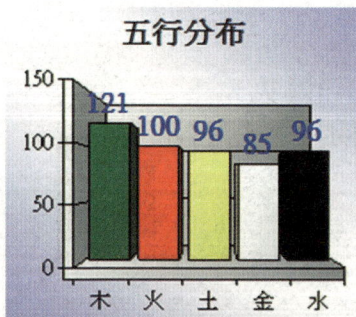

图 22-5　补肾气降肝虚火

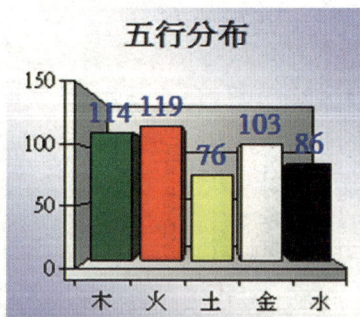

图 22-6　显示脾虚的现象

补肾气，都能改善脾虚。

图 22-7 中红色数值一支独秀，比标准值高出 36，根据经验超过 30 即属异常。搭配图 22-8 的十二经络条状图，可以看出心包经的数值和心经同样很高。从经验来看，这种情形是心包积液过高的现象，应立即进行心包经的按摩，五分钟后再行测量，结果

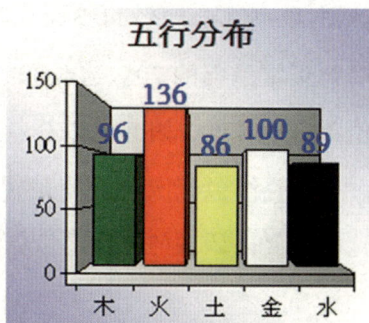

图 22-7　异常的心火过盛

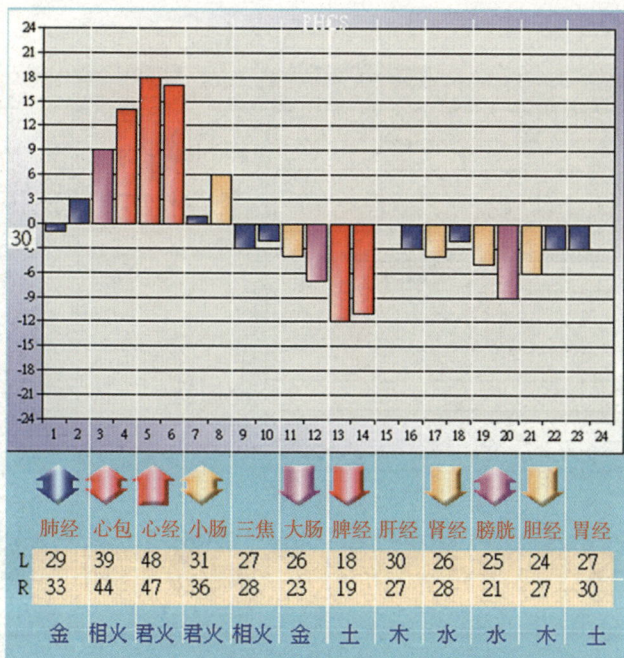

	肺经	心包	心经	小肠	三焦	大肠	脾经	肝经	肾经	膀胱	胆经	胃经
L	29	39	48	31	27	26	18	30	26	25	24	27
R	33	44	47	36	28	23	19	28	28	21	27	30
	金	相火	君火	君火	相火	金	土	木	水	水	木	土

图 22-8　心包经的数值和心经同样很高

如图 22-9，心包经和心经数值立即大幅下降，五行分布中的红色也下降到正常范围的 20。这时即能看出肾虚值也低了 20。显然心火的高数值源自于肾虚，因此仍以补肾气为调理方向。

有时候会有两个脏腑是相同的最低数值，或最高和最低数值相等。这就需要由调理的人自己依据调理的工具，以及长久的经验，进行判断和选择。

以气场束调理为工具时，由于气场束以补气调理为主，故面对现代人最常用的调理方案是补肾气。一般情形下，补肾气都不会造成伤害，因此，如果检测出来数据高低值相等，或两个数值相同时，一般都是以补肾气为优先。也可以做完一个疗程，再做另外一个疗程。

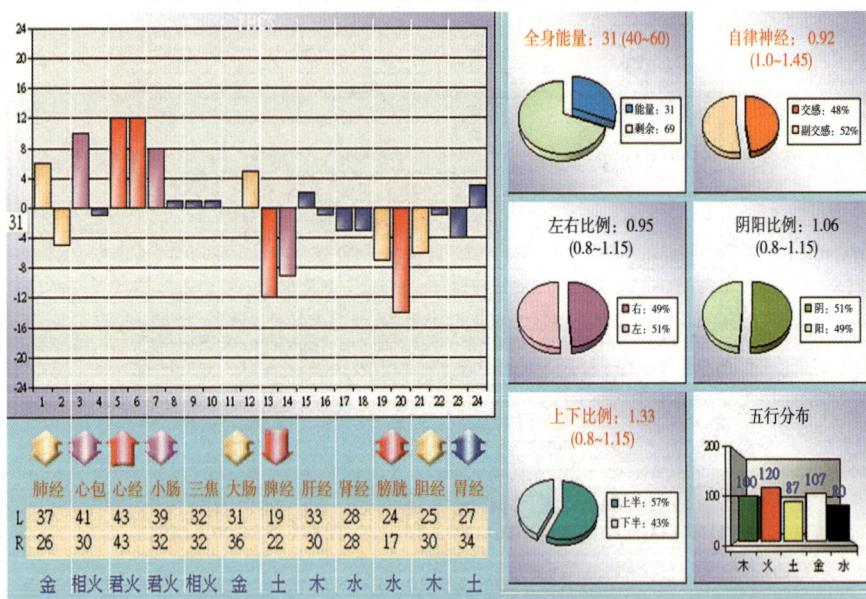

	肺经	心包	心经	小肠	三焦	大肠	脾经	肝经	肾经	膀胱	胆经	胃经
L	37	41	43	39	32	31	19	33	28	24	25	27
R	26	30	43	32	32	36	22	30	28	17	30	34
	金	相火	君火	君火	相火	金	土	木	水	水	木	土

全身能量：31 (40~60) 能量：31 剩余：69

自律神经：0.92 (1.0~1.45) 交感：48% 副交感：52%

左右比例：0.95 (0.8~1.15) 右：49% 左：51%

阴阳比例：1.06 (0.8~1.15) 阴：51% 阳：49%

上下比例：1.33 (0.8~1.15) 上半：57% 下半：43%

五行分布　木 100　火 120　土 87　金 107　水 80

图 22-9　按摩心包经立即改善心火异常

经络仪除了用来决定调理方向之外，另一个功效是将生活中行为对健康造成的影响，具体显示在检测结果中。例如，晚睡是现代人的通病，而晚睡有害健康也是众所周知的，但是至今没有什么直接的检测方法能够具体显现晚睡真正的伤害，所以多数人仍心存侥幸地继续晚睡。

图22-10是晚睡的典型经络检测结果。一两天晚睡在图形上会显现出肝火过高的现象，长期晚睡则造成肝火和心火都过盛。

怒气或压力的伤害也很容易在经络检测中显现出来，如图22-11中显示出肝和胆的实证，这种情形即是中医所说"肝气郁结"所显现的结果。如果经常生闷气，或是长期处于压力之下，检测后就会出现这种图形；而且只要一生闷气，当天的检测结果很快就能显现，无所遁形。

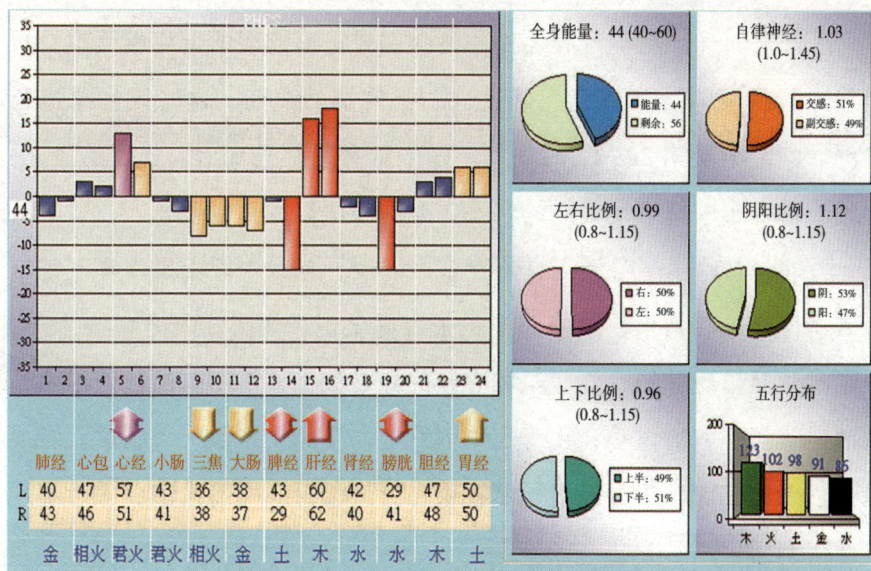

图22-10　晚睡的典型经络检测结果

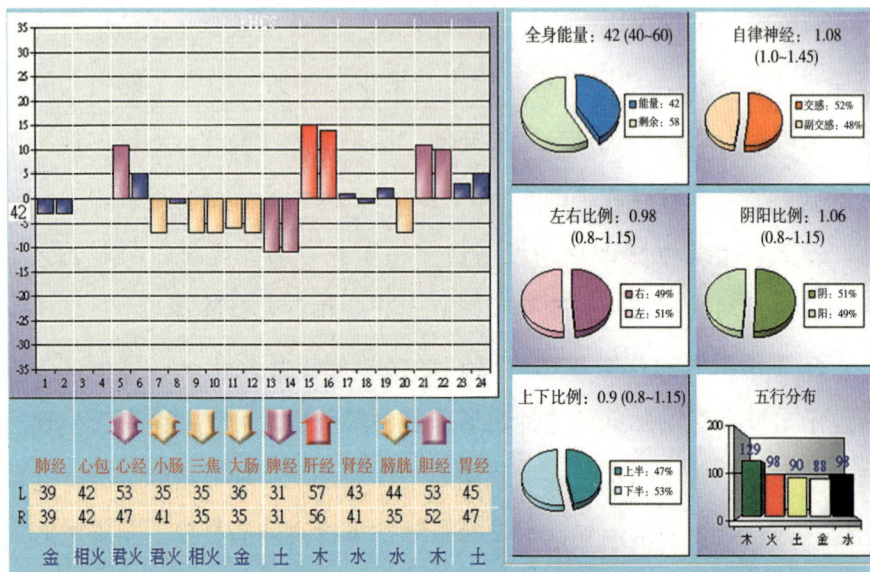

全身能量：42 (40~60)
- 能量：42
- 剩余：58

自律神经：1.08 (1.0~1.45)
- 交感：52%
- 副交感：48%

左右比例：0.98 (0.8~1.15)
- 右：49%
- 左：51%

阴阳比例：1.06 (0.8~1.15)
- 阴：51%
- 阳：49%

上下比例：0.9 (0.8~1.15)
- 上半：47%
- 下半：53%

五行分布

	肺经	心包	心经	小肠	三焦	大肠	脾经	肝经	肾经	膀胱	胆经	胃经
L	39	42	53	35	35	36	31	57	51	44	52	45
R	39	42	47	41	35	35	31	56	41	35	52	47
	金	相火	君火	君火	相火	金	土	木	水	水	木	土

图 22-11　肝胆皆实的肝气郁结

　　经常生闷气，除了伤肝之外，还会伤胃，形成胃的炎症或溃疡。只要气血指标略高，身体就会修复这一类胃部的损伤。这时候如果进行检测，就会出现图 22-12 的现象。图中脾和胃都呈现出较强烈的虚证，导致五行分布中脾呈现极虚的状态，此即身体修复胃的现象。

　　另外，有些女士冬天不喜欢穿太多衣服，导致保暖不足，寒气经常侵入身体。这种情形在经络图中也很容易显现。如图 22-13 的左半边，上半身状况呈现肺经、心包经和心经的经络偏实，说明肺的数值虽然是负值但负值的数值很小，视为在均值线上。小肠、三焦、大肠（三者或其中二者）偏虚。这种经络检测结果在天气偏暖时不易出现，多数出现在寒流期间。

　　一个朋友最近常觉得疲累，到医院检查，医生判定是自主神经失

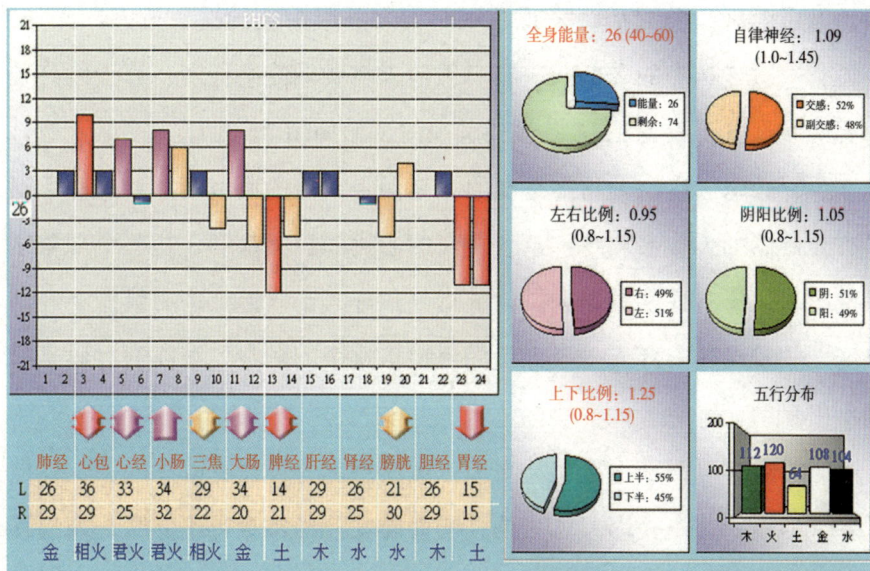

图 22-12　修复闷气造成的胃痛

全身能量: 26 (40~60)　能量:26　剩余:74
自律神经: 1.09 (1.0~1.45)　交感:52%　副交感:48%
左右比例: 0.95 (0.8~1.15)　右:49%　左:51%
阴阳比例: 1.05 (0.8~1.15)　阴:51%　阳:49%
上下比例: 1.25 (0.8~1.15)　上半:55%　下半:45%
五行分布: 112 120 64 108 104

	肺经	心包	心经	小肠	三焦	大肠	脾经	肝经	肾经	膀胱	胆经	胃经
L	26	36	33	34	29	34	14	29	26	21	26	15
R	29	29	25	32	22	20	21	29	29	30	29	15
	金	相火	君火	君火	相火	金	土	木	水	水	木	土

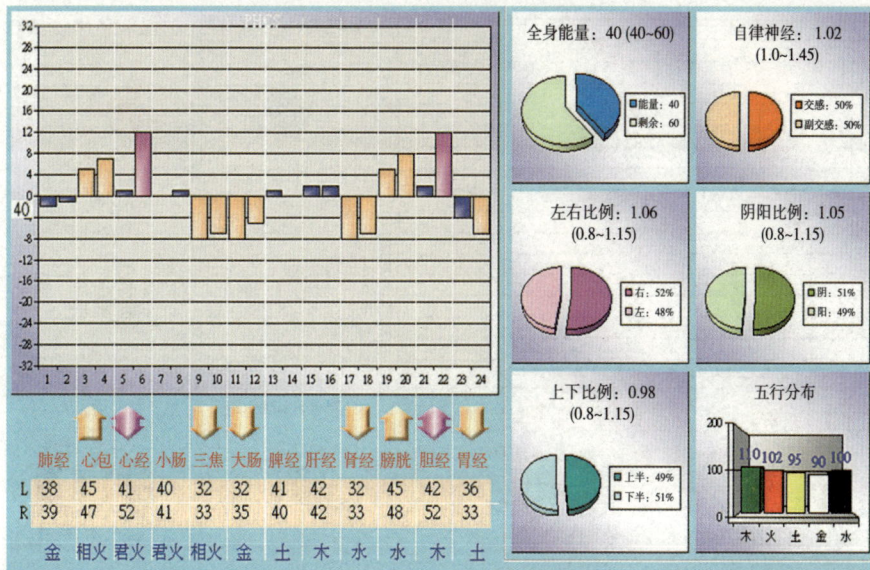

图 22-13　保暖不足寒气入侵

全身能量: 40 (40~60)　能量:40　剩余:60
自律神经: 1.02 (1.0~1.45)　交感:50%　副交感:50%
左右比例: 1.06 (0.8~1.15)　右:52%　左:48%
阴阳比例: 1.05 (0.8~1.15)　阴:51%　阳:49%
上下比例: 0.98 (0.8~1.15)　上半:49%　下半:51%
五行分布: 110 102 95 90 100

	肺经	心包	心经	小肠	三焦	大肠	脾经	肝经	肾经	膀胱	胆经	胃经
L	38	45	41	41	32	32	41	42	32	45	42	36
R	39	47	52	41	33	35	40	42	43	48	52	33
	金	相火	君火	君火	相火	金	土	木	水	水	木	土

调，做了睡眠检测之后，发现睡眠时出现呼吸中止的次数过多。此外，他还有过敏性鼻炎的老毛病。有一天他来找我做经络检测，那天刚好是寒流期间，气温不到 15℃，检测呈现的图形如图 22-14。

图中显现三焦和大肠都是虚的，是保暖不足的典型图形，这种图形只有在低温的天气会出现。这位朋友的心火和肝火都旺，这三个现象正好说明了他所有症状的原因。他的运气很好，在气温低的时候做了经络检测，才发现他有穿衣少不保暖的习惯。这个问题在气温高的时候是检测不出来的。

他的穿衣习惯是不喜欢穿太多，虽然意志力可以克服冷的感觉，但是寒气的侵入却不会因意志力的强弱而改变。经常穿得不够暖，寒气就

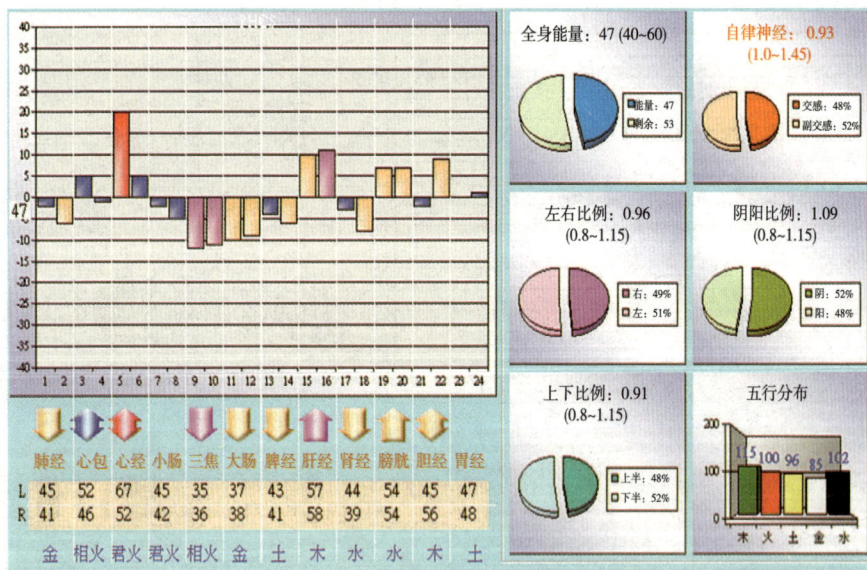

图 22-14　检测显示保暖不足加上晚睡

会不停地侵入身体。

他先天体质不错，气血情况还不算太差，当寒气积累到一定程度，就开始启动排寒，于是就不停地打喷嚏，被西医判定为过敏性鼻炎；而且他经常处于鼻塞状态，即使在睡眠中也是如此，这就形成睡眠时的呼吸暂停症。

这些症状虽然不只有一种，却都只源自他的一个不良穿衣习惯。如果没有这种检查和推理，很难想像一个人的穿衣习惯会直接影响他的睡眠。

他在经络检测中显现的心火和肝火旺，说明他有长期晚睡的习惯。晚睡会使睡觉时身体仍处于肝火旺的状态，不易进入熟睡。长期睡眠品质不良，自然使他经常感觉疲累。

这个例子再一次说明，许多慢性病是自己某一个错误的生活习惯所造成的结果。通过经络检测，可以找出问题的根源。

知道了问题根源，修正自己的行为，才有机会真正地根除慢性病。这种生活习惯创造出来的慢性病，利用药物治病的传统方法无法真正克服，而这也是中医所说"治因不治果，治病不治症"的最佳诠释。

以上这些实例，说明经络仪可以即时反映身体的变化，而且某些对身体会产生伤害的习惯与行为，很容易从经络检测中显现出证据。例如，晚睡会使肝火和心火旺；生气会使肝和胆的经络数值上升；天冷时衣服穿得少不保暖会使三焦和大肠异常的虚等。

这些经络仪显现的结果，将生活中不良习惯所造成的伤害具体化、数据化地显现出来，让人更能心生警惕而加大改变的决心。

● 从经络检测看心包经按摩后的效果 ●

　　有些人会怀疑，按摩经络这么简单的动作，真的可以改善健康吗？

　　以往中医的治疗效果都靠感觉或观察，好像很难说服大众，但有测量的仪器后，就可以利用数据来证明，以下是简易心包经按摩前后的测量实例。

　　当时一位朋友身体出现不明原因的不适，却说不出哪里不舒服。做了经络检测之后，发现他的心包经出现实证，整个经络呈现出上实下虚的明显失衡（见图22-15中上图）。根据经验，这种情形应该是心包经阻塞的现象，如能按摩心包经，则有机会大幅改善经络的失衡状态。

　　图22-15是按摩前后经络图的变化。上面是按摩前的，可以看到心包经有明显的实证；下面是按摩后立即检测经络的结果，两次检测相距四分钟。比较两张图，可以看到整个上半身的实证数值全都下降，下半身的虚证数值也大幅上升，整体经络失衡的状态大幅改善。

　　有了仪器的辅助，可以看出并证实简易心包经按摩的功效，其方法虽然很简单，但是在身体不适时却能有很大的效果。这种古老而简单的保健方法，花费少、效果好，就算未来有更新的科技手段出现，仍然难以取代。

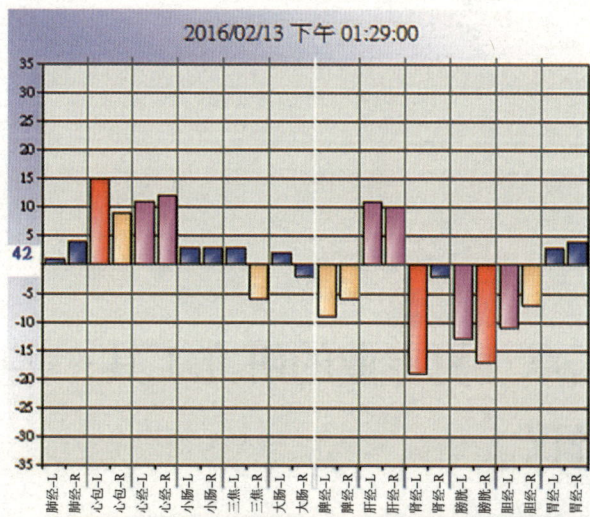

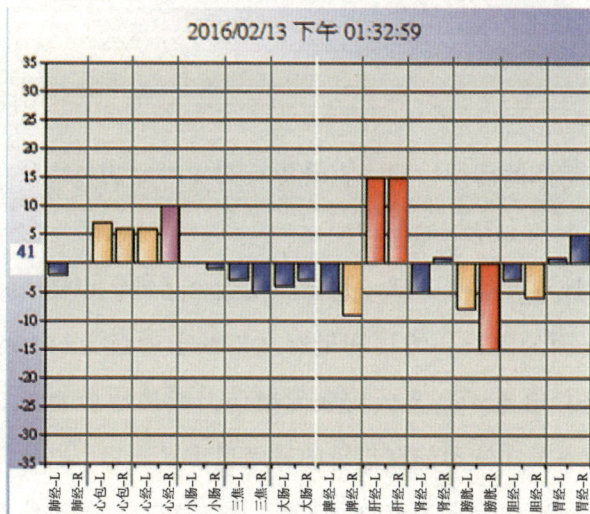

图 22-15　简易心包经按摩前后经络的变化

第二十三章　更专业的研究工具：实时监测经络仪

由于研究工作的需要，我一直希望有部实时监测经络仪，可以观察经络调理过程中各个经络的即时变化。

经过多方搜寻和打听，却一直没能找到合适的。以传统良导络经络仪测量皮肤表面的阻抗，需要测量时在皮肤上通过大约 100 微安培的电流，虽然这种电流不会造成皮肤的损伤，但是却会改变皮肤的电特性。因此，同一个穴位不能在很短的时间里重复测量，必须等待皮肤的电特性恢复到原来的状态才能再次测量，这使得良导络经络仪的测量方法无法实现实时监测的目的。

2001 年，台湾一家科技公司开发了新的经络仪技术，利用电感测量手段，直接测量经络中的微电流。这种方法不需要在皮肤上通过电流，可以任意重复在同一个穴位测量，使得实时监测经络仪的实现变得可行。

在和新技术的研究团队讨论之后，他们接受了我的想法，决定投入开发实时监测经络仪。经过四年的努力，于 2013 年完成原型机的开发，正式的产品直到 2015 年才完成。

实时监测经络仪和单点检测经络仪最大的差异，在于单点检测时必须手持探测器，一个穴位一个穴位进行测量，会让人感应到检测时的压力，而且位置容易有偏差，对准确度造成影响。

实时监测经络仪检测（见图 23-1），要先将二十四个探测器固定在穴位上，然后在做经络调理时，直接从电脑屏幕观察所有经络的变化，

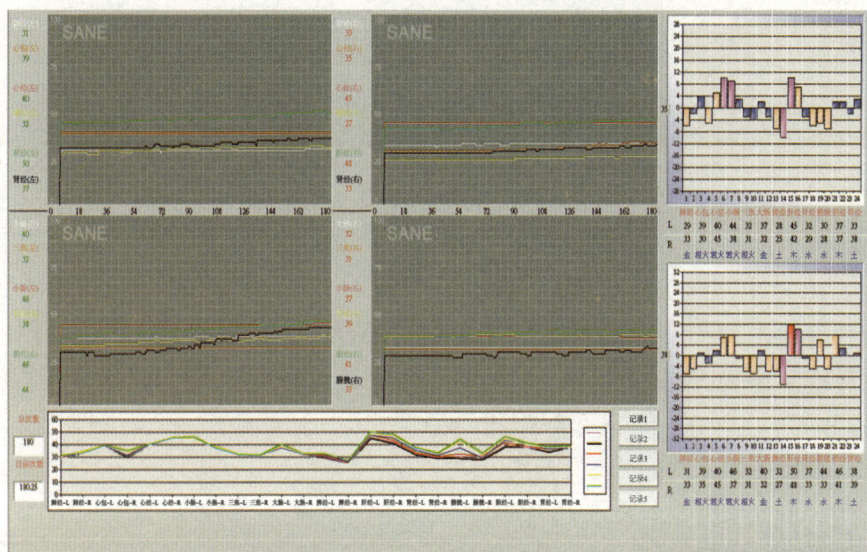

图 23-1　利用气场束的调理过程中实时监测经络仪显现的画面

和现代医学的心电图检测极为近似，检测结果也让使用者和被测者更具有信心，可信度相对提高，更容易为大家所接受。

实时监测经络仪主要应用于专业的病理研究，而非一般的临床应用。例如，在进行气场束的调理穴位组合时，利用实时监测经络仪观察气场束在不同的穴位施治时，所有经络的变化过程，用以选定最佳的穴位组合。同样的，在其他的经络调理方法上，也可以利用实时监测经络仪发展新的治疗或调理方法。

综合以上所述，实时监测经络仪的研发成功，可以说是中医科学化过程中的重要里程碑。

第二十四章　睡眠的仪器检测与调理

我在前两本书中都谈到睡眠的重要性，后来有许多人调整了作息，健康状况也都获得改善。但还是有一部分人虽然想早点睡，却因为很难入睡或睡眠品质很差，无法感受到睡眠对健康的助益。

本书前面章节也提过，身体大多数重要脏腑都是在夜间睡着时进行修复的。如果没有好好睡觉，让大脑充分休息，身体就没有足够能量启动自愈机制，在我们睡觉的时候进行自我维修。

当我们割伤皮肤时，在复原过程中会出现红肿、发痒、结痂等各种异常和不适，这些现象可以说明，身体的异常和不适并不完全是身体故障，其实有许多的不适，是身体内部自愈机制启动修复所造成的暂时现象。在皮肤伤口复原的过程中，人类的医药只能做些消毒、防止细菌感染的工作，修复的工作都是由身体自行运作的。

◆一 睡眠是提供能量的关键时刻

身体修复最需要的是能量，当我们醒着时，大脑就消耗了大量的能量，身体其他部位能够分配到的能量非常有限。因此，身体出现重大损伤时，最好能多睡觉。睡眠时大脑不再需要那么多的能量，大量的能量可以转入修复用途，使修复过程更快完成。

造血是身体另一个非常重要的工作。身体能量系统主要是将每天吃进的食物进行分解重组，再转换成身体可能运用的能量形式，如血液及身体内部的各种体液。这个工作和身体的修复同样繁重，在我们醒着时（大脑占用了大量的能量），造血功能只能维持很低效率地运行，必须要等到人睡着了，大脑中的大量能量释放出来，造血工作才能真正地展开。

人体被设计成白天活动、夜间睡觉，主要就是把造血及修复的工作安排在夜间进行。因此，夜间睡眠不足或睡眠不良，不但会使气血能量不断下降，也会使身体的修复机制受到影响。大多数的慢性病，只有依赖身体修复机制才有机会康复，例如前面章节谈到的痛风及干癣。

因此，可以说良好的睡眠是慢性病调养的核心元素。如果睡眠品质好，气血能量就有机会逐步上升，使慢性病逐渐改善或症状减轻。反之，没有良好的睡眠，慢性病患者做任何治疗或调养都很难收到成效，疾病恶化则是必然的结果。

多数人虽然知道睡眠对健康的重要性，但碍于自身的睡眠障碍，无法做到想睡就能睡，或者即使睡着也没有好的睡眠品质。根据统计，像这样有睡眠问题的人越来越多，在很多国家和地区的统计中，具有睡眠障碍的人口比例都超过三分之一。图 24-1 是台湾地区在 2005 年的统计数字，600 万至 700 万人有睡眠障碍问题，大约占该地区总人口的三分之一，看来确实如此。

◆ 一 以仪器检测睡眠

有些人每天睡很长的时间，可是身体状况并没有因此改善。原因可能是睡眠品质不好、熟睡比例太低、睡眠的效率不足。利用仪器进行睡眠检测，可以明确找出问题，知道问题的严重程度，以便进一步寻求对策。

通常睡眠检测都是通过监测脑电波来完成。这种检测方法，需要在头部接上许多条电线。不过由于仪器庞大，系统复杂，像这样的检测方式只能在医院进行，而且它还有两个缺点：

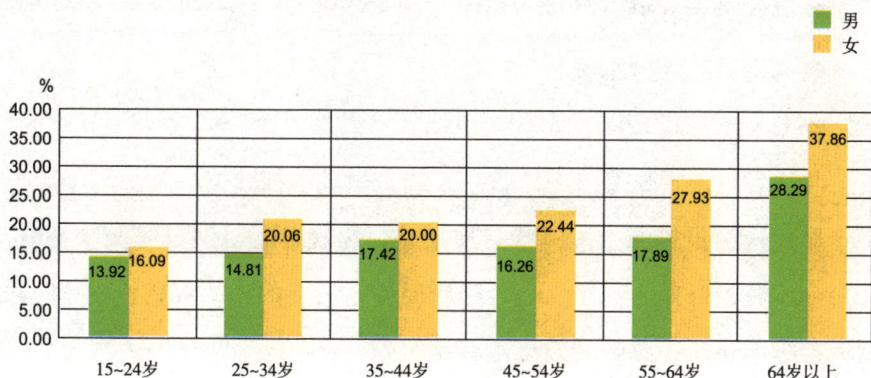

图 24-1　不同年龄的人出现睡眠障碍的比率

一、本来就睡不好的人，换到医院不熟悉的床和环境，又接了那么多条线在头上，更睡不好，检测结果和实际情形可能有很大的差异。

二、这种检测需要占用医院的病房，检测成本非常高。

因此，美国哈佛医学院睡眠研究中心积累数十年的研究经验，发展出利用心电图检测睡眠的技术。只要在受测者胸口贴上小型的心电图信号检出设备，就能记录受测者整夜睡眠的心电图。第二天再通过网络把记录资料传送到网上的主机，几分钟之后就能由主机传回检测结果。

这种检测手段完全不需要占用医院床位，受测者可以在自己家中的床上直接检测，而且贴在胸口的检测器体积很小，是由电池驱动，使用时不用外接电线，不会对睡眠造成影响。这样的做法不但可以检测出最真实的睡眠状况，检测成本也远较脑电波检测低很多。

图 24-2 是睡眠检测报告的样本。其中有一栏是睡眠状态分析，用各种不同颜色来显示睡眠的各种状态：

● 绿色代表熟睡。

● 黄色代表浅睡。

● 蓝色代表醒或做梦。

● 红色代表呼吸不稳定。

此栏目记录睡眠每一刻的状态，并且做成统计数据。

显然这份报告的主人睡眠品质很差，整晚熟睡时间只有两个小时，相对地浅睡的时间太高了，而且浅睡时间中做梦的比例很高，就算睡眠时间接近七小时，睡眠的效果也必定很差。

这样的报告对于想要改善睡眠和身体状况的人很有用，人们可以通过报告知道自己睡眠的真正状况。刚开始先尝试早睡，每天提前两小时

睡眠状态随时间改变

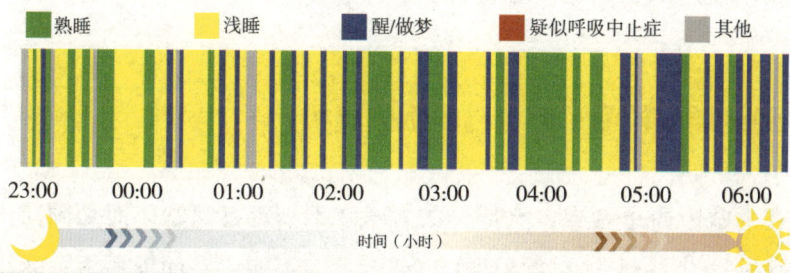

| 熟睡 | 浅睡 | 醒/做梦 | 疑似呼吸中止症 | 其他 |

23:00 00:00 01:00 02:00 03:00 04:00 05:00 06:00

时间（小时）

统计分析

| 优良 | 尚可 | 不良 |

27%
熟睡

47%
浅睡

0%
疑似呼吸中止

22%
醒/做梦

● 疑似呼吸中止：0%　　中枢型：0%　　阻塞型：0%
● 呼吸中止指数（AHI）（次/小时）：0.0
● 上班到第一次熟睡时间：45分钟
● 熟睡总时间：2小时4分钟（占睡眠总时间27.0%）

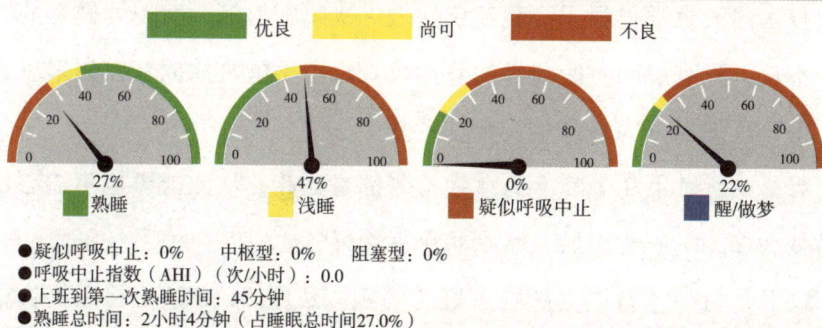

图 24-2　睡眠检测报告（一）

入睡，一段时间之后，再测量整个睡眠品质是不是有改善？改善到什么程度？如果结果都是正面的，就知道早睡和晚睡对睡眠有多大的影响了。改善的趋势或恶化的趋势都能够被仪器证实，对于调整生活作息的决心和坚持有很大的帮助。

此外，这种报告对于中医师也很有用。以这份报告为例，这个人显然有浅眠和多梦的问题。过去这些信息多半来自患者口述，有时患者只是入睡前后有一小段时间浅眠，或睡醒前几分钟做了梦，却感觉自己睡得很浅，或整夜都在做梦。患者提供这种错误的讯息，很容易让医生做出错误的判断和开具不合适的处方，也造成自己不必要的忧虑和恐慌，因而真的使睡眠状况逐渐恶化。

◆一 通过睡眠检测了解自己睡眠的真相

在睡眠障碍患者中，有部分的人睡眠不一定有问题，而是倾向于追求完美，往往会把一些小缺陷无限放大。一个朋友长期抱怨自己整夜都在做梦，白天总觉得很累。我建议他做一次睡眠检测，发现他做梦的时间并不长，只有晨间将醒前做的梦比较长。由于醒之前的梦在醒来后容易记得，故他误以为自己整夜都在做梦。

朋友先后做了几个晚上的睡眠检测都是如此，从此他再也不担心自己做梦太多，放下忧虑后，睡眠状况就更好了。

以下是另一个自以为睡眠不好的实例。从图24-3这份检测报告中可以看出他的熟睡比例、睡眠总时间都在平均水平之上。唯一的问题是

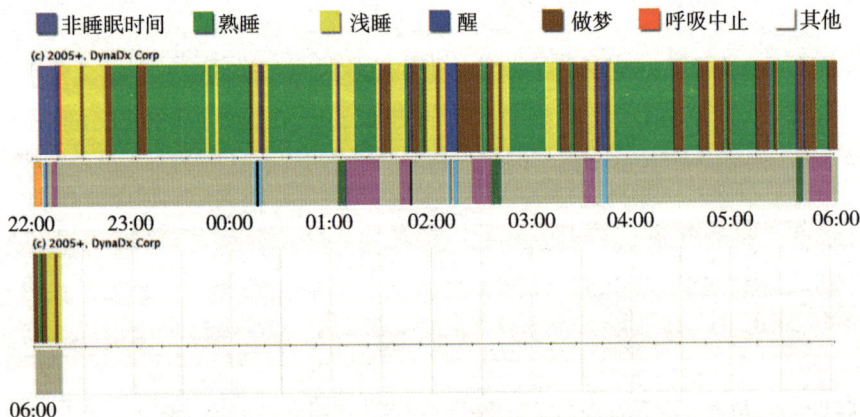

图24-3 睡眠检测报告（二）

在夜间 2:00 和 4:00 有两段蓝色区块，是半夜醒来的现象。

他第一次醒来后，一躺下就又开始做梦，随后进入熟睡；第二段醒来也很快进入了熟睡。实际上，两次的半夜醒转对他整体的睡眠并没有影响。他为了睡眠不好到处求医，一直没有进展，直到看了检测报告，才知道自己的睡眠根本没有问题。

由此可见，睡眠检测是非常必要的，建议所有有睡眠问题的朋友，一定要了解自己睡眠的真相。与其猜测忧虑，不如直接面对，很可能检测结果出来，发现根本没问题，睡眠问题自然就解决了。

◆ 一 **睡眠周期的概念**

在进入睡眠检测案例之前，让我们先对睡眠周期有一个基本的概念。

通常一个晚上的睡眠分为四至五个周期，每一个周期九十至一百分钟，会从浅眠慢慢往深度睡眠发展，然后再往浅眠发展，进入下一个周期。两个周期转换之间最容易醒过来。因此，半夜醒转后不用太在意，只要不让自己过度清醒，多半有机会继续入睡，对于整体的睡眠品质并没有太大影响。

人的睡眠中有五个不同的周期状态，分别是：入睡期、浅睡期、熟睡期、深睡期、快速眼动期。

入睡期：这个状态是从醒着开始，入睡时才会出现，昏昏欲睡就属于这一阶段。此时脑电波开始变化，频率渐渐变缓，振幅渐渐减小，以α波为主。

浅睡期：第二阶段，开始正式睡眠，属于浅睡阶段。这时候脑电波会逐渐呈现不规律的状态，频率与振幅忽大忽小，以θ波为主频率，频率在 4 ～ 7Hz，另外穿插的频率在 12 ～ 14Hz。

熟睡期和深睡期：第三和第四阶段，属于沉睡阶段，这时不易被叫醒，脑电波以δ波为主频率，频率在 1 ～ 4Hz。

快速眼动期：这是第五阶段，脑电波迅速改变，出现与清醒状态时相似的高频率、低波幅脑电波，但其中会有特点鲜明的锯齿状波。睡眠者常会翻身，很容易惊醒，看似又进入第一阶段睡眠，但实际是进入被称为快速眼动睡眠（rapid eye movement sleep，REMs）的睡眠阶段。此时除了脑电波的改变之外，眼球会呈现快速跳动现象，如果将其唤醒，大部分人会说正在做梦。因此，快速眼动就成为第五个阶段的重要特征，也是心理学家研究做梦的重要根据。

前面四个阶段的睡眠时间为六十至九十分钟，均不会出现眼球快速跳动现象，故统称为非快速眼动睡眠（non–rapid eye movement sleep，non–REMs）。

在整夜睡眠中，人们通常会经历四至五次这样的睡眠周期，按着顺序进行各种睡眠状态的变化，入睡期、浅睡期、熟睡期、深睡期、熟睡期、浅睡期、快速眼动期、浅睡期、熟睡期、深睡期……

睡眠周期会随着时间和年龄而有所改变。例如，快速眼动睡眠在周期中持续的时间越来越长，每晚最后一次可长达一个小时，所以大多数的梦都发生在下半夜。再如新生儿的快速眼动睡眠占的时间最多，约占睡眠时间的一半。一般大学生的睡眠，浅睡期约占全睡眠时间的50%，深睡期约占15%，快速眼动睡眠则约占25%。老年人一夜中出现快速眼动睡眠的时间约占18%。可以据此推论，婴儿的梦远比成人要多，老年人睡眠时做梦较少。

除了正常的睡眠模式外，根据睡眠检测系统的观察检测，发现人们有不同类型的睡眠障碍，一般可以分为入睡时间太长、睡眠总时数异常、浅眠比例过高、呼吸障碍比例过高、做梦比例过高等几种。以下分别叙述，提供给大家作为改善睡眠的参考。

◆ 一 睡眠障碍的类型一：入睡时间太长，不易入睡

入睡时间就是躺下准备睡觉到真正睡着的时间。睡眠检测系统设定入睡时间超过三十分钟，则属于不容易入睡的异常状态。这是失眠最主要的症状，可能原因有几种：

一、心中有事，脑子里想个不停。

如父母担心孩子的问题，上班族担心工作的问题、感情问题等，都会让人不易入睡。这种情况并不属于医疗技术所能解决的范围，要靠自己找出解决方案，最好避免在睡前一两个小时思考或和别人讨论这些问题，也可以通过看其他的书籍来转移思绪。

二、白天睡太多，到了晚上完全没有睡意。

如果要改善这种情况，那么白天午睡时间最好不要太长，以一个小时为限。

三、长期生活作息不良，经常晚睡。

睡眠是养肾气最重要的方法，如果长期睡眠不良，肾气必定低下，使得心和肝处于相对高亢的状态。这种情况并不是自身能量高，而是因

肾的低能量形成相对高的状态，称为虚火。虚火会使血液集中在头部，让人呈现亢奋状态而难以入睡。即便入睡后，也会由于大脑呈充血状态，而像一部没有关机的电脑，睡得很浅，经常做梦。

晚睡的习惯越久，肾气越虚，睡眠障碍的情况越严重。调理重点主要在补肾气，可分为滋阴和补阳两个方面。中医概念的阴是物质性的，滋阴也就是进补，最好找中医师开方调理；阳则是能量或功能，补阳方法有两种，一种是修炼气功，另一种是睡眠，白天和晚上的睡眠都能提升身体的肾气。

有睡眠障碍的人因睡不着而无法提升肾气，不提升肾气又让人更睡不着，从而形成恶性循环。因此，克服初期这种循环是最重要的一步，可以利用一个较长的休假期间（至少一星期）让身体自然地睡。所谓自然地睡，是指无论白天还是晚上，想睡就睡。

刚开始时，可能睡眠时间很混乱，完全没有规律。在这样完全放松的情形下，随着睡眠时间的增加，肾气可以有效提升，脏腑趋于平衡，心、肝、肺等的虚火也会自然消失。此时身体会出现非常疲倦的感觉，越睡越累越想睡。每天睡眠时间会逐渐增加，每一次的睡眠时间会越来越长。慢慢地，夜间的睡眠时间也会越来越长，这时候就可以有意识地调整到正常的睡眠时间。调理过程中如果能搭配一个经络推拿师，在前面几天每天做一次全身经络的推拿，那么进展会更快，效果也会更好。

四、饮食不均衡，营养不良。

身体长期缺乏蛋白质，会形成阴虚体质，而不易入睡，多食用易吸收的高蛋白营养补充品，很快就会改善。市场上一些宣称有改善睡眠功效的保健食品，主要都是针对这一类的失眠状况，其主要成分多半是各种氨基酸、多种维生素和矿物质等。

五、受情绪的影响。

例如生气，也会使肝火旺盛，严重时心火会跟着上升。这种情形会让身体亢奋，更无法入睡。如果是这种类型的失眠，首先要自己消除怒气，平复情绪；其次按摩肝经和膀胱经，有助于泄除肝火、排除肝胆浊气。但是最重要而有效的方法还是调适自己的心情。如果在盛怒的情绪未消除前按摩膀胱经，进行肝胆浊气的排除，可能会使能量大量流失，

● 正在生气时不能做经络调理 ●

有一次一位长辈进行拔罐时，接了一个电话，听了电话后很生气。这个时候正好拔到膀胱经的肝俞穴，拔罐师傅没注意他正在生气，只觉得肝俞穴不断地渗出血来，以为这个部位有很多的瘀积，就在那个部位拔了很多次。结果第二天这个长辈下半身就瘫痪了。

这个实际发生的例子让我非常惊讶，我猜测可能是生气时大量的气血能量带着肝胆浊气，沿着肝胆的经络往膀胱经流动，而这个时候正好在进行拔罐，大量的"气"从那里流出去，才会对身体造成那么大的伤害。

这个例子还让我明白，一个人正处情绪激动时，最好不要做任何经络的调理。喜、怒、哀、乐、悲、忧、恐，各种情绪都一样，一定要等到情绪平复之后，再进行经络调理。

对身体造成更大的伤害，因此按摩之前最好能先平复情绪。

六、受药物或疾病治疗的影响。

有一些药物会让人亢奋，而影响睡眠，例如某些类固醇药物。血液透析后当天晚上也会很不容易入睡。若是服用类固醇药物无法入眠，目前没有改善的方法；若是血液透析后不易入睡，最好把透析时间改到早晨，并和医生商量，适当调整排水的量。血液透析时如果排水的量太大，会使供水的肺系统过度劳累，呈现肺热的状态，这种状态也会使人很不容易入睡。

◆一睡眠障碍的类型二：睡眠总时数异常

睡眠时数异常可以分为两种：睡眠时数过长和睡眠时数太短。根据哈佛医学院的研究，平均的睡眠时数会随着年龄而改变（见表24-1）。

图24-4是一个睡眠时数略短，但睡眠品质良好的例子。以下分析这张图表：

● 这个实例的睡眠总时数仅五个小时四十分钟，如果案例的主人年龄在四十至六十岁之间，其理想的睡眠时数是至少七个小时。

● 浅睡与醒／做梦的发生也不频繁，睡眠受干扰程度小。（醒和做梦在检测上是同样的状态）

表24-1　不同年龄的平均睡眠时数

年龄	3～6	6～12	12～15	16～20	20～40	40～60	60～70	70～80	80以上
睡眠时间（小时）	11	10	9	8	7.5	7	6.2	6	5.8

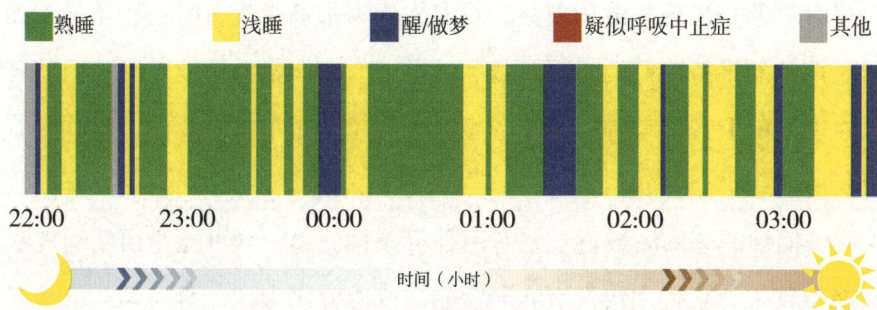

図 熟睡   浅睡   醒/做梦   疑似呼吸中止症   其他

22:00   23:00   00:00   01:00   02:00   03:00

时间（小时）

图 24-4 睡眠时数略短、睡眠品质良好的睡眠

● 没有睡眠呼吸中止现象。

● 熟睡与浅睡的转换周期约每九十分钟一次，且下半夜浅睡与做梦的比例会逐渐增加，健康的睡眠生理也包括适度的浅睡与做梦，此案例的睡眠结构是典型正常健康人的睡眠结构。

睡眠时数过长又可以分为两种情形：第一种是暂时性的睡眠时数过长；第二种是长期性的睡眠时数过长。

暂时性的睡眠时数过长，常常是因为长期作息不良，刚开始调整作息，或经过中医推拿、药物治疗之后，出现极度疲倦的现象。这种疲倦现象，有的只有两三天，有的会持续一两个星期，主要发生在身体处于长期透支状态的人身上。这种人每天使用的能量大多数是透支肝火而来的。调整作息或进行中医治疗之后，肾气提升了，肝火被泄除了，身体没有透支能量的支撑，就出现极度疲倦的现象，实际情况反映了这个人本来的能量状态。

这种疲倦的现象，需要等身体经过大量睡眠之后，补充的气血足够支撑身体时，才会慢慢恢复正常。但是停止透支气血后，每天身体能量用尽时，就会出现疲倦的现象，看起来比本来透支气血时还没精神。如果长期都能维持良好的睡眠时数和品质，气血能量会持续上升，而随着气血能量的上升，精神会越来越好，也就越来越不容易疲倦，睡眠时数过长的问题也会自然消失。

长期性的睡眠时数过长，有两种可能性。第一种可能是由于肠胃吸收能力较差、吃得太快没有充分咀嚼，或内分泌失调、身体消化液分泌不足、没有在最佳造血时段入睡等因素。使造血效率变差，不能产生足够的气血能量，导致身体必须加长睡眠时间。如果是这种情形，只要找出原因，针对原因进行调理，就有机会改善睡眠时数过长的问题。另一种可能则是目前还不明原因的嗜睡症。

◆ 一 睡眠障碍的类型三：浅眠比例过高

图 24-5 的案例中，绿色熟睡期比例很少，大多数是黄色的浅眠期

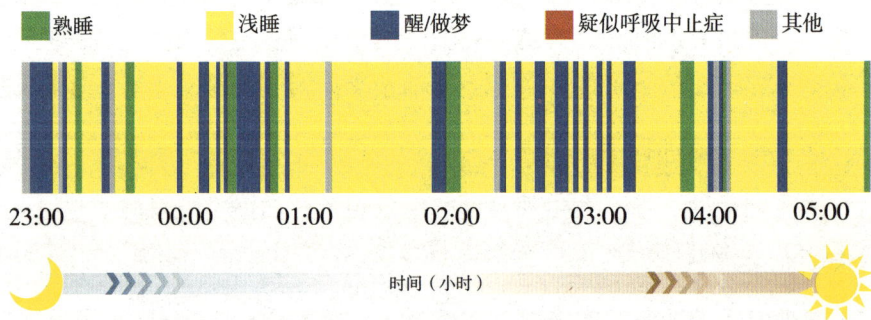

图 24-5　浅眠比例过高的睡眠

和蓝色的醒或做梦期。

根据哈佛医学院的研究，不同年龄的人应有的睡眠时数不同，其中理想的熟睡比例为41.4%～65%。低于41.4%的熟睡比例，说明睡眠品质不良；高过65%的熟睡比例，则说明身体可能有某种疾病，大脑的运行不正常。由于熟睡比例过低，睡眠的效率很差，即使睡很长的时间，第二天还是很疲倦。

通常当身体处于肝阳上亢的状况时，比较容易形成浅眠的睡眠状态。这种肝阳上亢多半由于过度劳累造成肝火透支。因此，避免过度劳累，白天疲倦时适度休息，都能避免形成肝阳上亢。

另外，如果能养成长期早睡的习惯，就能慢慢降低浅眠的比例。在睡前用热水泡脚，也能改善浅眠比例过高的问题。必要时还可请中医师开处方调理。

一般来说，浅眠比例较高的人，多半比较容易紧张或性格急躁，对自己或周围的人要求较高。因此，性格上的调整也可能改善浅眠问题。

◆ 一 睡眠障碍的类型四：做梦比例过高

图24-6的案例，做梦的蓝色几乎占了整个晚上大多数的时间，显示整晚都在不断做梦。

而熟睡比例过低，说明睡眠效率低，即使睡很长的时间，第二天还是很疲倦。做梦时间过多，也就是中医诊断的"多梦"，和浅眠是类似，都是肝阳上亢时的现象。至于为什么同样是肝阳上亢，却有的人多梦，有的人浅眠？在目前仅限于生理的中西医知识里，暂时找不出答案。因此，在目前的状况下，两者的调理方法是相同的。

◆ — 睡眠障碍的类型五：呼吸障碍比例过高

图 24-7 的案例，红色比例占了大多数的时间，这是一个很严重呼吸中止症的患者。同样是熟睡比例过低，睡眠效率差，即使睡眠时间很长，第二天还是很疲倦。

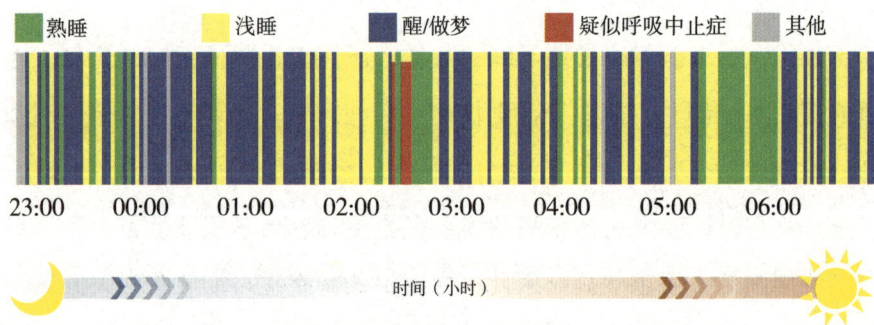

图 24-6　做梦比例过高的睡眠

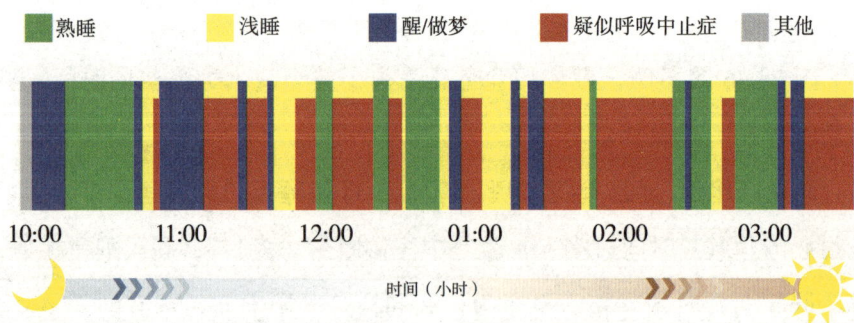

图 24-7　睡眠呼吸中止症比例过高的睡眠

有些人睡眠时会出现呼吸中止症，是由于上呼吸道（包括鼻咽、口咽及喉部）发生反复性塌陷，呼吸道受阻，造成呼吸费力且变浅，严重的会因空气通道堵塞，吸不到空气而窒息。

肥胖的人多数是因经络阻塞，使皮下体液通道中充塞了大量的垃圾，才形成肥胖。这种经络中阻塞的垃圾，不但会堆在身体外部体表的皮下，同样也会堆在呼吸道内侧表皮的组织之中。也就是说身体的发胖不只是往外侧长肉，也会往身体内侧长肉，使得呼吸道变窄。

这些由垃圾形成的组织，肌肉张力不足，很容易塌陷，堵住呼吸道。也有人是因为先天下巴较小或后缩、扁桃体过大或先天颅骨缺陷，造成气道狭小，因而形成呼吸中止的症状。

针对这个疾病，西医疗法包括手术及使用"持续性气道正压呼吸器"。这些方法能暂时改善症状，但不能根治。从中医的角度来看，最重要的病因是经络里充塞着大量的垃圾。因此，疏通全身经络，排除垃圾，是改善呼吸中止症最好的方法。

利用居家养生按摩法中的梳头加上推背，然后配合《人体使用手册》中的一式三招，一方面养足气血，另一方面排除体内垃圾，使经络中的垃圾一点一点地排出去，呼吸中止的症状自然能逐渐缓解。

◆ 一 睡眠障碍的类型六：熟睡比例过高

图 24-8 的案例是浅眠及做梦比例过低，熟睡比例过高，已不属于正常人睡眠结构常态。人类自我保护的本能与记忆统一的作用，需要适度的浅眠及做梦阶段。熟睡比例过高，有可能是当天过于劳累造成，也

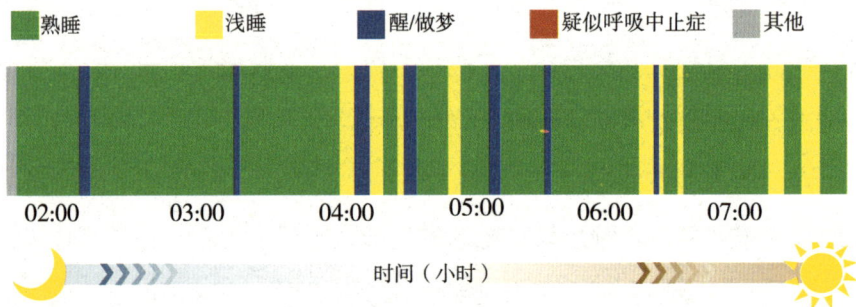

图 24-8　熟睡比例过高，亦为不正常现象

有可能是身体有异常，甚至有较严重的疾病问题，建议连续检测几次。若这种现象持续发生，应寻求医生咨询或做进一步检查。

● 改善睡眠的方法 ●

如果有睡眠障碍，或者想要睡得更好，让休息更有效率，可以参考以下的方式，改善自己的睡眠品质。

● 建立规律的睡眠习惯。每天定时就寝及起床，可以加强生物钟周期的稳定。大多数睡眠障碍都起始于不规律的睡眠习惯，经常变动睡眠时间，会使入睡时间越来越长，睡眠品质不断下降。

● 将入睡时间提前。许多人一过半夜十二点就不容易入睡，而越晚入睡，身体透支气血的状态越严重，肝火越盛，越不容易入睡，也越容易浅眠和多梦。长期习惯早睡的人，五脏比较容易平衡，睡眠容易安稳，睡眠总时数会比较长。相反的，长期习惯晚睡的人，五脏多半不平衡，睡眠不足形成肾虚，相对使得心、肝的虚火偏盛，睡眠容易浅眠和多梦，睡眠总时数会比较短。晚睡使肝火较旺，性情也较容易失衡，睡眠状况更趋恶化。现代人理想的入睡时间是夜间十点，最晚不宜超过十一点。

● 适当的经络按摩。按摩尺泽穴至少商穴之间的肺经，可以泄除肺热，帮助入睡，有效缩短入睡时间。此外，居家按摩法中的梳头及推背，也有利于入睡及改善睡眠品质。这个方法对于经常生气的人特别有用，也有利于促进身体垃圾的排除，改善睡眠呼吸中止的症状。按摩脚底涌泉穴或泡脚，可以提升肾气，消除心火和肝火，亦有利于入睡及改善睡眠品质。

● 静坐或修炼气功。可以平衡脏腑，有利于入睡及改善睡眠品质。

● 建立规律运动的习惯。每天有定量的运动，可以帮助控制体重，舒缓压力，改善睡眠。但是睡前二至四小时不建议做太剧烈或刺激性的运动。

● 戒烟。长期抽烟影响睡眠，尤其是半夜睡醒抽烟，会难以再度入睡。

● 安排舒适且合适的睡眠环境。卧室光线要恰到好处，尽可能去除噪声，让空气适当流通，以免二氧化碳浓度过高，造成第二天头痛。理想的寝室室温应设在 25℃ 左右，床褥、毛毯要舒适，穿着宽松舒服的衣物就寝，枕头不宜太高等。此外，卧室、洗手间及其间的过道应装设较昏暗的照明，半夜醒转时就不用开灯，可让自己处于半睡半醒的状态，避免过度清醒。

● 避免干扰睡眠的饮食。如不要过度饮酒，避免在睡前六至八小时饮用含咖啡因的饮料。

● 在睡前时段建立一套常规仪式。诸如盥洗、卸妆保养、柔软操、选择性地听音乐或阅读等，以酝酿培养睡意。

● 不要勉强入睡。在熄灯准备入睡后，如翻腾好一阵子（约二十分钟）睡不着，千万不要躺在床上勉强入睡，最好离开卧室，从事一些宁静而不费神的活动，但不要看书、玩电脑或看电视，等焦虑感淡去或困倦感上升时，再回卧室上床睡觉。

● 试着改变睡姿。改仰躺为侧卧，可防止舌根及软颚后坠，阻碍呼吸道。

后记　一个心愿带来的无限期待

从开始时一个简单的心愿——开发设备来替代推拿按摩，到贸然投入时间和金钱从事仪器研发的工作，经过许多年的努力，取得了一定的成果，如今看来似乎整个系统已具备初步的模样，至少有几个设备已经可以投入实际使用，但我期望做到的，一直是使养生的各种活动，能有一个用于检测成果、确认方向的科学手段，继而使正确的方向能发扬光大，错误的方向能更早地被纠正和调整。

过程中仰赖许多朋友鼎力协助，有的帮忙介绍各种资源，有的提供资金的资助，也有企业主动提供人力、资金和研发团队，我的各种奇异想法变为可以使用的设备。其中有不少东西，还是现代科学无法认证的技术和产品，其间的风险不言而喻。

睡眠检测系统（包含相对气血指标的检测）、实时监测经络仪、气场束三个系统，整合起来建构了一套可以检测成果的科学化调理系统。这个系统以调理睡眠为目标，可以用气场束直接进行调理、实时监测经络仪监测调理过程的身体变化、睡眠检测系统检验调理前后睡眠和气血的改善成效。

整合这些设备，进行临床验证，并且建构一个可行的运行模式，是接下来需要继续努力的方向，期待未来能有更多的养生成果与大家分享，也期待更多有心人能加入研发的行列，且在更短的时间内理解并利用人体的自愈系统，在社会上建立真正低成本的健康体系。

读者问答

慢性病的问题往往极为类似，别人的问题，或许也
是自己的疑问，在此节录作者与读者在网络上的互
动问答，其描述的体会仅为个人感受，供读者参考。

我有一个专门用来回答读者问题的网站，每天都有各地读者在网上和我互动交流，由于其中有许多内容对其他读者可能也会有用，所以我挑选了一些并整理在这个附录中。如果想知道更详细的内容或提问，可以直接到网站浏览或留言，网址是 http://www.rentibook.com。

◆一 经常甩手可以避免病气入侵

问：曾看过一个帖子，内容是说帮患者按摩、意念指压，会把患者体内的病气、污浊气，通过手指传导入自己的体内而生病，吴老师您认为呢？

答：气和水一样，从高处往低处流，如果推拿师的气血能量比被推拿的人低，患者的病气是有可能流向推拿师的。

病气进入身体，最常见症状是左手会起小小的水泡，这种水泡很小，但是很痒。身体的气是从左侧进入、右侧排出，左手的水泡是别人的情绪垃圾，也就是从外侧进来的，右手的水泡则是自己排出的情绪垃圾。

这些问题只要用力甩手或集中意念想像把手上那些水泡甩到地底深处，应该就能解决了。因此，每次帮别人按摩完，最好能甩甩手。当然如果能练练气功，再帮人按摩会更好。

这些所谓的病气，实际上是由患者的情绪所形成的，通常大多数的慢性病都和情绪有关。因此，病气侵入身体和传染病的细菌入侵完全不同。

传染病会把患者的病一模一样地传给他人；但是这种按摩传来的病气，只是患者的情绪垃圾，不是患者的病。无论病情轻或重，甚至是没病的人的情绪垃圾，其实并没有太大的不同，最多就是形成左手上的水泡而已，不需要担心因为患者病重而被传上较重的病气。

通常年龄越小气血能量越高，儿童的气血能量比成人高，如果给有很大情绪问题的儿童按摩，可能会比较容易被他的病气侵入，而出现手上的水泡。推拿师最好能养成较好的生活作息，让自己的气血能量比大多数人高，再加上经常甩手，就不容易受到病气的侵扰。

◆ 一 怀孕是女人养生最佳时机

问：孕妇还能指压经络吗？会不会有流产危险？能吃山药薏米粥吗？

答：孕妇其实不太需要按摩，只要多休息就好。女人怀孕时，脏腑的功能特别好，能很好地吸收食物，造血功能也比孕前好，这时保持均衡的饮食，好好休息，让心情保持愉快，还能把之前留下的问题都清干净，所以怀孕是女人养生最佳时机。吃东西就看身体的需要，喜欢吃的东西就多吃些，不喜欢吃的就别吃，这时身体会引导自己该如何吃，要学着顺从身体的感觉。但仍需注意营养均衡，不吃掺太多食品添加剂的食物。造物者设计身体时大概就为怀孕妇女设计了特别的方程式，此时所有的生物只要顺着身体的感觉生活就行。

问：哺乳期是不是不要通经络？通了就会排垃圾，污染乳汁，这种说法有道理吗？

答：身体在哺乳期还是会排垃圾，但是会从子宫和大小便排出，不会从乳头排。经络里的垃圾也会通过膀胱从小便排出。而且哺乳期的妇女刚生产，身体必须把为生产而特别调整的体型、特殊装备都恢复原样，必定有不少东西要排。这些垃圾大概分两种，一种是身体运行产生的，会从子宫和大小便排出；另一种是自己吃进去的东西，例如毒品及其他不净或有毒的化学添加物，这些东西就有可能会污染乳汁。大概上天没想到有人会不按照造物者设计的方式生活，自己吃些乱七八糟的东西。

◆ 一 夫妻间要有生气规则

问：您在书中提到生气往往都是和自己最亲近的人产生的，要及时沟通化解。但每次在和先生生气时，总是让自己非常愤怒，只是生闷气，不愿意说话（应该是觉得自己的付出得不到理解和支持，每天还要没来由地面对他无端的责骂），无法排解，更不想和他对话。像我这样的情况，需要怎样才能化解？

答：可以在平时不生气、气氛比较和谐时，夫妻就生气的情形进行讨论，制定一个夫妻之间的生气规则。两人都必须明白，多数夫妻都是因为一些芝麻小事闹意见，谁对谁错并不是那么重要，是人总会有情绪起伏。

以下我拟定了一些适用于夫妻之间的生气规则，提供给大家参考。这种生气规则一定要公平，而且两个人都同意遵守才行。

规则❶：一方生气时，另一方最好忍着不要发作。如果两方同时发作，往往容易失控，演变成不可收拾的局面。

规则❷：所有怒气不能过夜。《圣经·以弗所书》第四章26节："不可含怒到日落。"这是很有道理的。虽然我不是教徒，但这句话我非常喜欢，而且完全赞同。

规则❸：第二天起来，昨天生气的人要向另一方道歉，不管有什么理由，谁先生气谁就道歉。先生气的人拥有生气权，同样也有善后的责任，这样才公平。

规则❹：生气时不能翻旧帐，生哪件事的气，就谈哪件事。不能无限上纲上线，把陈年旧账都翻出来谈。

规则❺：不能动手，不能摔东西，不能说狠话，不要轻易提离婚。《圣经·以弗所书》第四章26节："生气却不要犯罪。"虽然可以生气，但是生气面对的是自己最亲近的家人，因此，行为一定要有界限。

规则❻：有事就说，吵也没关系，不能累积怨气。

有了这样的规则，就不怕吵架，有事就吵。由于都是小事小吵，不累积怒气，反而不伤人。真正伤人的是长时间累积的怒气，一口气发作，这时就昏头了。

常吵吵闹闹的夫妻，相互之间没有积累的怒气和怨气，关系远比很少吵架的夫妻健康、和谐。很少吵架的夫妻，双方的忍功都不错，经常都积累了大量的怒气和怨气，一旦吵起来就很严重，伤得也重。夫妻之间小吵怡情，但大吵伤身也伤心。想减轻怒气的伤害，还是建立常常小吵的夫妻关系会好些。老是生闷气，时间长了，是会伤人的。生气的伤害和怒气的大小、发怒时间的长短成正比。越生气或气的时间越久，伤害越大。规则❻是非常重要的一种保护手段。

通常发现后腰肌肉差异很大的人，大概都有生闷气的习惯，而且每次生气都记恨很长时间。有一个母亲，每次和孩子生气就是气一个月。她的两侧后腰肌肉差异很大，整个后腰几乎是斜的，脊柱弯曲得很严重，体检时肝脏也存在着大量的血管瘤。这些都是生闷气惹的祸。

◆ 一 儿童自闭症的成因

问：不知为何，现代小儿出现自闭状况在中西方越来越普遍，中医在此处似乎无所著墨，西医也在积极研究中，每每患儿的父母为此受尽折磨，这算是现代文明病吗？

答：自闭症的成因有很多种可能性，我举一个实际遇到过的例子。有一个开幼儿园的父亲，在孩子成长到能自己行动时，就把小孩放在幼儿园和其他孩子一起上课。他和孩子的关系既是父子又是师生，对待自己孩子的态度和其他孩子必定不同，经常在父亲和老师两种角色间变化，自然对自己孩子的要求会比对其他孩子多一点。

一两岁的幼儿根本不知道父亲有两种角色，只感觉老师对他要求最多，总觉得老师最讨厌他，于是产生抗拒，对其他人也有因竞争产生的愤恨感，最终形成了自闭症。

父母是幼儿有限的学习沟通对象，结果他的学习却非常不愉快，加上没有别的机会和他人沟通，错过了学习和他人沟通的成长期，接下来就不容易学会和人沟通了。

人从出生开始就有感觉、有自己的逻辑，随着成长，逻辑会逐渐成熟，逐渐形成正常价值观，于是就能融入社会。如果在非常幼小时，父母和他的互动发生偏差，他就有可能发展出和大家价值不同的逻辑，最终难以融入社会。

这个例子只能说明自闭症许多可能成因之一。除此之外还有各种千奇百怪的可能原因，每个家庭都可能出现管教过程的失当，也不能排除基因特异的可能性。我会建议未来可能要当父母的朋友，在有了孩子之后，不管他多小，都要当他是个独立的个体，要经常站在他的立场，设身处地从他的角度来思考问题，检讨大人所提供的成长环境是否有疏忽，因为常常是无心的疏忽造成了难以弥补的大问题。

就像开幼儿园的这位父亲，他其实没有恶意，只是忽略了孩子的感觉，把父亲和老师角色混在一起，因而使幼儿在认知上造成很大误会。另外一个容易出问题的地方，是在孩子还不会说话时，他并不知道自己不会说话，在他看来，他的咿咿呀呀和成人说话并没有不同。因此，只要他在发声，就应该当他在说话，试着和他对话。内容不重要，只要有那种对话感觉就够了。如果认为他不会说话，不理会他，对他可能造成严重伤害，未来出现性格方面问题的机会就很大。就像我们和别人说话，不被理睬，会感觉很受伤一样。

◆ 一 眼睛不好和气血经络有关

问：我的老师五十五岁了，年轻时拼命工作，经常熬夜赶进度，现在眼睛不好，去医院检查说是眼底黄斑部病变、水肿，看东西变得很吃力，尤其是看一些晶片上的刻印时，不借助放大镜根本看不了，而他的工作又与这些分不开。前年有一段时间很严重，后来找中医配了一些中药吃，有好些，现在一直在吃石斛夜光丸。不知道这样的毛病，平时起居饮食要注意什么，有没有相关的穴位按摩能改善视力？

答：眼部问题主要与身体的气血和两条经络有关。跟眼部相关的两条经络，一条是小肠经（小肠经颈部动脉的末梢在耳前听宫穴），可供给眼部营养；另一条则是膀胱经（膀胱经起点在眼部内侧的睛明穴），可排除眼部的垃圾。

黄斑部病变主要是眼部长期供血不足，一方面是因全身的气血能量太低，另一方面则是由小肠经络不通畅所致。小肠和心互为表里，真正的病因可能在心也可能在小肠。调养之道，首先要用一式三招养气血，同时经常按摩心包经、小肠经和膀胱经。对于这种调理，患者需要有耐性，因为病是长期积累下来的，调养同样也需要相对长的时间。

问：青光眼的原因和气血有关吗？还有该如何治疗呢？

答：青光眼多发于老年人，老年人共同的特点是气血能量较低。因此，气血能量低是老年人青光眼多发的一个原因。此外，人体有两条经络和眼睛相关，一条是小肠经，其颈部支脉延伸到眼角外侧的瞳子髎穴（此穴位是小肠经和胆经的交会点），终于耳前的听宫穴。按子午流注的经络顺序，小肠经之后是膀胱经，膀胱经起始于眼睛内侧眼角的睛明穴，眼部的气血供应多是由小肠经负担，垃圾排泄则多由膀胱经负责。眼部因能量不足而产生的问题，如白内障、近视眼、视网膜剥离、黄斑部病变等，多半与小肠经有关，而小肠和心互为表里，小肠的问题常来自于心。青光眼是眼压过高的现象，和膀胱经的排泄有关，是身体气血能量过低或长期过度劳累所致。按摩脚外侧脚踝下方的仆参和申脉两个穴位可以有效降压，但这只是治标，治本之道则是养成早睡的习惯，获得充分的休息。

◆ — 妇科问题也能自我修复

问：我三十九岁，身高一百六十五厘米，体重五十四千克，住在湖南。每天早上起来眼睛肿，舌淡红，有白色薄苔，有齿痕，有颊线，下唇内凹陷，有时晚上睡觉流口水，大便黏。从小身体就比较弱，体力很差，好静不爱动，性格内向，不喜说话。以前月经周期一直都是二十八天，每次七天，量大。但从三十岁开始，月经出现紊乱，经常提前一周甚至半个月，而且半个月才干净，吃过很多中西药都没调好。三十四岁那年发现有子宫肌瘤，未手术。

今年开始使用《人体使用手册》中的方法养生，敲胆经，压膻中、昆仑穴，压肝经，尤其最近两个月，几乎每天九点就上床睡觉，这个月19号来例假，五天就干净了，血色血量都不错，无不适，我很开心，可是29号居然开始有咖啡色分泌物，腰酸痛，30号开始流血，量少，血色黑红，似有血块。不知道这是否也是调整现象？请老师指教。

答：女性的月经状况是判定健康与否最重要的指标，只要气血下降，必定会在月经中显现。有子宫肌瘤的问题，说明你长期过度劳累，休息不足，气血能量低，身体的垃圾无法排出。当生活作息改善之后，气血能量开始回升，身体会逐步排出过去积累在子宫里的垃圾，这也就是你月经之后又出现异常的原因，深色分泌物是本来积存在子宫的垃垃。这时身体的修复体系（即脾系统）负担增大，而有脾虚的现象，所以容易在舌上出现白苔和齿痕，需要做的是继续早睡、敲胆经、按摩心包经和膀胱经。

◆ 一 感冒流鼻涕是身体在排寒

问：我从高中起就有过敏性鼻炎，状况时好时坏，自从拜读了您的两本书，坚持每天敲胆经、早睡、泡脚，已经两个月了，感觉有明显好转。但最近鼻子时塞时通，稍凉一点就开始流清水样的鼻涕，连续三四天了，伴随鼻腔干痒、打喷嚏，眼睛也有些干痒，早上五点左右会醒，并感觉燥热等。回想起来，似乎每年在五月一日前后都有类似症状，看医生后，总说我内里有热，我吃过清热解毒的药后确有好转了。我对于肺热和排寒气概念不清楚，希望您能指教。

答：当鼻子流清涕时，可能是衣服穿不够。通常过敏性鼻炎和感冒都是身体排寒气的表现。有时排不同脏腑的寒气会出现不同症状，例如多数被称为过敏性鼻炎的症状是排胃寒的现象，排胃寒不会头痛、发热，只是不停地打喷嚏和流鼻涕；排膀胱经的寒气则会头痛、喉咙不舒服；排肺里的寒气就是重感冒了，什么症状都有，还会发热。

早晨五点左右热醒，有时还会满身大汗，也是身体排肺寒的表现。此时肺里有寒气，想排出去就要先把肺加热，如此肺寒才能化开，并通过身体用体液把寒气带到鼻腔或大肠，排出体外。从大肠排出的寒气会造成水样便。服用清热解毒的中药虽然会消除肺热，让身体舒服，但相对也中止了排寒工作。只治标，却把本给停下，并不是理想的方法。正确方法是食用能让身体更热的药或食物，如姜茶，提升肺排寒的能力，把寒气更快排出去。

二问：多谢您的回复！我的症状是"不会头痛，也不会发热"，从这点看，似乎是排胃寒；但我会在"五点左右热醒"，又好像是排肺寒。早上醒来时，我感觉自己是被鼻涕憋醒的，鼻子塞得很严重，导致喉咙干涩，但起床后清理了鼻涕，喉咙就没大问题了。有可能胃寒和肺寒一起排吗？今天流鼻涕好像止住了些，这两天我没有吃药，只是坚持早睡、泡脚、敲胆经，还有喝了些生姜红糖水。再次感谢！

答：胃寒和肺寒或膀胱经的寒气，有可能在一天中不同时间排出，这是很常见的。在调养过程中，身体会先处理较严重的问题，刚开始气血能量不高，每次排寒疗病反应时间很长，有可能整个星期都在解决一个问题。但随着问题慢慢解决，大问题都没有了，气血能量一天天增长，时程会越来越短，最后可能几小时就处理完一个小问题。年轻人身体问题积存得不多，气血能量也较高，通常很快就会进入短时程的状态。

◆ 一 过敏实际上不是一个病

问：请教老师关于过敏的原理及防治。

答：过敏是西医名词，中医没这个名词。我个人认为这个词被用得过度泛滥了，人们把许多身体排毒现象全归为过敏。过敏是存在，但没有那么多，各种现在所谓的过敏原因都不同，有些根本原因不明。你的问题是把各种的过敏的症状都当成一个病，实际上并不是。

问：我有个朋友，每次吃鳖肉，皮肤就会出现西医所谓的"过敏"，而我小时候吃橘子也会"过敏"，生活中这样的例子不胜枚举，老师能从中医的角度分析下这个情况吗？

答：小时候的情形可能是风疹，是身体比较寒的结果，可以就近找中医师开方调理体质。

长大之后则可能是体内长期积存的化学品太多了，到了身体难以承受的程度，一吃热量较高的食物就开始排毒，因而产生过敏的现象。

二问：我大约一年前开始，吃某些食物（如牛肉）后，皮肤也会出现红色颗粒，不痒，但会留下疤痕，好一段时间才退。今天只吃了一小块鳖肉，就全身发痒，我想这么小一块肉不会蕴藏多大的能量吧？请老师说一下自己的看法和应对方法？

答：鳖肉养分较高，当身体处于即将排出垃圾的临界点，稍微吃点鳖肉身体就发痒。高热量食物，在提升身体能量后，很快就将垃圾排出来了。

还有一个朋友本来吃很多食物都会过敏，如海鲜、面粉制品，自从开始调理，把经络里的垃圾排出一些，就不再过敏了。

按摩膀胱经能疏通全身的排泄通道，使身体有机会把长期积存的垃圾利用经络通道排出一部分，就会减少从皮肤排出的机会，所以按摩膀胱经是应付皮肤过敏最有效的方法。

◆ — 对付干癣和湿疹只需一种方法

问：我脖子后面发际线那里，不断反复出现干癣，已经超过一年多了吧！连我姐姐也是！其实我两年多来很少在外吃饭，家里的食材也几乎出自有机商店，不喝市售饮料，偶尔吃些饼干，请问有什么方式可以好得更快一点吗？

答：首先要找出病因。头部的干癣可能和肺虚、体内经络堵塞有关，也可能是因为染发剂、头发定型剂等化学产品接触到头皮。

因此，第一步要忌除这些产品的使用，不再创造新的病因，然后找把不是很尖锐的梳子，每天沿着膀胱经和胆经，从前方发际线往后方梳头，直到颈后的发际线。每条经络梳一百次。

整个头部可以分为四条线，顶部两侧和头部两侧，每条线梳一百次，总共梳四百次。然后再找人帮忙推背，在背上涂点按摩油，从肩部往腰部推，直推到膀胱俞穴。将整个背后平均分成脊柱及其左右各三个区块，每个区块推拿三十次。

这种推拿最好天天做，而且必须有不会很快就看到效果的心理准备，可能要三个月至一年左右才会见效。见效时间的长短和年龄及健康状况有关。但这种方法的好处是，只要生效就不会再犯，最好能配合早睡和充足的睡眠，会更快见效。

还有另一个好处，就是全身的皮肤都会随着垃圾清除而转好，身体健康状况也会跟着改善。总的来说，养生方法不外乎养气血和排垃圾两种。推背和梳头，疏通的是膀胱经最重要一段，虽然这个方法是用来对付干癣的，但其实排的却是全身各个经络的垃圾，是可以长年做的最佳保养方法。

二问：这也是我觉得奇怪的地方，除了洗发露和润发乳，（我）都没用其他东西在头上，还得干癣，真冤枉！还有一个疑问是，有干癣症状表示我的身体有能力反应吗？因为毕竟那么多人在头发上作文章都没事。那涂在脸上和身上的化妆品、保养品、面膜之类的东西，会不会根本就是有害的？

答：大多数的化学品都是身体无法处理的，身体会选择距离最近的皮肤将之排出。这些化学品，在现有法律下都是合法的，但是合法并不意味着无害，只是短时间看不出害处，长期累积可能还是有害的。

脸上涂的化妆品或保养品，多数含有化学成分，是不是干癣的来源，目前仍无法认定。但既然长了干癣，调理期间最好尽可能少用或不用这些东西。现代人的饮食中充斥着化学品，而且多是化学合成的香料、糖精、味精，这些被吃进身体后很可能都要从皮肤排出来。市售饮料除了水之外最好也别喝。还有市售的各种零食，如多种口味的洋芋片、布丁、冰棒和冰淇淋等，这些琳琅满目的口味，几乎都是人工调味剂调出来的，其成分中含大量的食用色素及化学合成的食品添加剂，患有干癣的人都应该忌食。

干癣多数出现在年轻人身上，显然和气血能量较高有关。气血不足，垃圾排不出去，反而没有干癣；但垃圾留下来，积久了可能就会变成肿瘤。所以我常安慰有干癣的朋友，那些东西从皮肤上掉下来还算是好的，如果变成了肿瘤，想让它排出去都难了。

三问：干癣这几天好像有点改善了，应该是我和姐姐很认真地替对方背部按摩，再加上勤梳头的关系。但不知是否按摩的缘故，身体水肿得很严重，这几天很难入睡，排便也很干，这是肺热对吗？肺热是在排肺部的寒气，所以是好事？

答：你们的干癣都算是轻微的，所以很快见效。之前我处理的干癣比你们严重，花了很长时间才看到效果。干癣要停止扩散很快，但消除病灶需要很长的时间，以这种方法消除病灶，不容易复发，这才是最重要的。现有大多数治疗方法都会使干癣再复发。

水肿有可能是身体在清理某些固体垃圾。通常水会在体内停留几天，大约一星期左右，然后就排出去了。排出去时会把垃圾一起带走。如果很长时间水肿都没变化，就需要找中医师看看。身体修复所形成的症状，通常修复完就消失，可能会反复出现，但是不会长期不变化。

排便干应该是肺热，加上不易入睡，都是排肺中寒气会出现的症状。排肺中的寒气是好事，过几天就会改变了。

要去除干癣，每天维持良好的生活作息非常重要。针对肺热，可以按摩肺经，以帮助身体提升肺气，完成排寒的工作，也有助于睡眠。

四问：慢性湿疹和干癣的治疗方式会不同吗？我姐的病情扩散到四肢，长了一些红色颗粒，去看了皮肤科，医生说这是慢性湿疹，而不是干癣。通常湿疹会痒，干癣不会痒，而我和姐姐的状况确实很痒。

不同医生见解也不同，真不知该听谁的。书上说湿疹是排体内的化学毒素，那么对中医而言，湿疹和干癣有何不同？

网上有些中医资料写，湿疹忌食海鲜、牛肉、羊肉等热性食物，要多吃凉性的瓜果类。到底什么样的体质才会造成我这种状况？其实我的生活作息算是非常良好，只要不会睡不着，一定十点以前在床上躺平，朋友都说我过着像八十岁老人家的生活……

答：中医有云："肺主皮毛。"肺是布水的脏器，把水分送到所有的器官和组织。水分不足是皮肤疾病主要的根源，因此疾病表象可能不同，但原因却很接近。

其实多数得皮肤病的人身体并不差，如儿童的皮肤病比成人还多，而孩子的气血能量通常都比成人高。身体真的很差的人，根本无法从皮肤排出东西，反而不会有皮肤病。干癣多数排的是外来的化学毒素，湿疹排的则是自己身体中无毒的垃圾。主要是皮肤下面经络可能堵住了。经络可以排除细胞产生的垃圾，如果身体水分不足，或皮下的经络流通不畅，垃圾就会堆下来，堆多了就直接从皮肤排出。

至于干癣和湿疹的不同，从症状来说，干癣会不断地掉屑，长癣的部位不会出汗，一直都很干燥。有些干癣会痒，有些则不会。湿疹患处会有水分，使本来在身上的霉菌快速繁殖，所以通常都会很痒。水泡型的湿疹也会很痒，很容易抓破皮发炎。一旦患处发炎，还是要用西药的消炎药，以避免病情扩大恶化。

膀胱经是身体所有经络最终的出口，疏通膀胱经，把出口弄通了，身体其他经络也会跟着通畅。因此，对付慢性病最好的方法就是在背后的膀胱经上推拿。

现在的西医把皮肤病当成疾病的本体，把会引发皮肤病的东西都认为是不好的，实际上可能并非如此，那些东西或许只是促使身体更快地把垃圾从皮肤排出。除了细菌感染的皮肤病之外，大多数皮肤病都是现有医学无能为力的。

五问：经过两个月的梳头和推背，我后颈的干癣和四肢的湿疹最近好很多了，尤其是湿疹几乎都没有了，希望不会再发作。背部的按摩还是每天做，也有增加抗氧化保健食品和鱼油的服用量。

答：很高兴听到你的病情改善，这个方法只要长期做，持之以恒，一定能生效，痊愈是完全可能的。

虽然干癣和湿疹是两种性质完全不同的皮肤病，但是对付的方法只需要一种，这种方法不但可以对付这两种病，还能对付其他许多不同的慢性病。重要的是，这是每个人自己能够完全掌握的方法，即使未来再发作也能自己处理。

良好的作息使气血能量持续上升，每天梳头和推背则使体内垃圾能顺利排出，各条经络常保持通畅，五脏六腑都能运行良好。气血足，经络通，身体的自愈机制就能充分发挥，大多数的慢性病自然都能被克服。

问：吴老师，您好！我是二十五岁的上班族，居住在福州，身高一百六十八厘米，体重五十二千克。家族无过敏史，之前也都没过敏过，我上个月从端午节就开始过敏，不知道是不是吃海鲜的关系，但是在福州吃海鲜都是从小吃到大。

当时吃了抗过敏药，红肿、痒、脱皮就好了，但是后续又过敏（吃了海蛎），总觉得从上个月开始到这个月，过敏就一直没全好过。像这样的过敏情况，可能是什么原因引起的呢？有没有什么办法可以解决？不然每天都觉得脸颊上有点红红的，过敏的情况一直没有好转。

最近体检查出右肾结石，有什么办法可以不吃药，靠敲经络就能去除？尿酸比重偏高，又是啥原因呢？体检完，发现自己体质好差。有什么办法可以改善这些问题？

另外，我的额头和下巴常长痘痘，最近额头好多了，下巴都一直没好，月经周期才二十五天。上班族少运动，但我常常敲胆经，偶尔还会压膻中穴、拍打手臂内侧的心包经，有空也会用拳头敲肺经、大肠经（两条经络离太近了）。平时饮食也算清淡。

答：你的问题表面上看好像都没什么关联，但仔细分析却都是相同的原因。

第一个问题是脸上冒出东西，西医称为过敏。从中医角度来看，体内积了太多的毒素，正常的排泄通道排不出去，只好就近从皮肤上冒出来。这是一种垃圾的排泄方式，也可以称为排毒。

第二个问题是右肾有结石，尿酸的比重偏高。结石是另一种积在肾里的垃圾，尿酸的比重高了，也说明其中的垃圾多了。尿是排出来的垃圾，结石则是积了太多沉淀下来的垃圾。还是排垃圾的问题。尿酸比重偏高，说明肝的虚火重，也是肾虚的表象。实际上是睡眠及休息不够，身体长期透支的结果。肾结石还有一个原因，就是长期晚睡。要解决这些问题，早睡是必须立即做到的。

第三个问题长痘痘，又是另一种排垃圾的问题。这么分析就知道你有几个问题：一是某些生活习惯不良，让大量毒素进入身体；二是排垃圾的通道堵住了；三是可能晚睡或睡少了。脸上的皮肤过敏，可能是化妆品内含有害的化学物质，长期使用，累积过量的化学物质在皮下。以前用了没问题，并不说明那些东西就没问题。过去量积得不多，问题出不来，时间长了，积多了才冒出来。

除了脸上涂的，头上有没有用定型剂、染发剂？这些都是有毒化学物，会从皮肤渗进皮下，积在那里，积多了就会发病。因此，第一步是停用或尽量少用这些东西，包括化妆品、化学保养品。不是草本的物质，不要用在皮肤上。

饮食方面要少吃含有食品添加剂的加工食物，如加在咖啡中的奶精、各种可乐和汽水。除了水和现榨果汁之外，其他不确定是什么做的饮料，都别喝。长痘痘和吃东西太快也有关系。吃得太快，食物吸收率低，大量食物没吸收就到大肠里去，过重的负荷使得大肠堆了大量宿便，容易孳生细菌。吃得快，吸收少，身体收到的养分不足，就越来越喜欢吃高热量的食物，如肉类，这些食物吃多了会使消化更差，于是脸上大肠经对应的下巴和额头就开始冒痘子，这些部位是大肠经或其分支经过的地方。

针对此，调理重点是梳头，从前额往后沿着膀胱经梳一百次。头顶、后脑和两侧都要梳。另一重点是推背，按摩背后的膀胱经，由上往下推到臀部上方，每个部位推三十次。这两个动作可以疏通身体排泄的通道——膀胱经。当排垃圾的通道通畅了，你的大多数问题就会得到解决。

问：我的孩子十四岁，从小头发就油，身上长了一些斑点（应该说全身上下都有），有的大一些，像钱币一样圆圆的；有的小一些，有些红。在两胁长得比较多，其他部位少一些。这些斑点部位的皮肤稍有一点高起，但并不都是这样。

答：有头发油的问题，显然胆功能不佳，无法分解和吸收食物中的油脂，才使油脂从头发冒出来。胆功能不佳，说明身上寒气较重，肺很虚。肺是身体布水的脏器，肺虚则全身水分不足，皮肤干，经络中的体液也不足。

皮肤少了油脂的保护，很容易出现各种皮肤病。另外，经络中的体液不足，经络运输垃圾的功能降低，垃圾就直接从皮肤上冒出来，因此成了这样。调理方向有二：

一、先不让新的寒气侵入。每天早点睡，敲胆经，养气血，特别是面对感冒时，不能再用西药压制寒气，尽量用中医的方法，让寒气一点一点地发出去。他的情形一定要养足气血，可能得几次高热型的重感冒之后，才会使皮肤逐渐恢复正常。

二、每天按摩背后的膀胱经，做梳头和推背的动作。天天做，持续几个月就能看到明显的成效。只有排除寒气、提升肺气，增加身体吸收水分的能力之后，皮肤的问题才有机会改善。同时，胆功能提升了，身体分解油脂的能力提高了，头发油的现象自然会改善很多。

◆ 一 改善荨麻疹从调理体质着手

问：我是一个五十八岁的家庭主妇，我想替我妈妈问有关慢性荨麻疹的问题。每次只要天气热，或者晒到太阳，她就会全身发痒，痒处皮肤一抓就红红的，不挠又受不了，很是受罪。而且小便不大控制得住，年龄大了，感觉有点严重，医生开过补中益气丸，吃了没效果。她身上这些毛病可能是小时候挨饿，或者是后来受累造成的。现在睡眠也不大好，有时整夜无法入睡。恳请老师指点一下，谢谢！

答：肺虚寒气重的人皮肤干燥，缺乏油脂保护，就会有类似的情形。她需要从一式三招做起，要长期且确实地做，这样气血能量才会逐渐升高。等气血能量较高时，肺里的寒气才能排出，而肺的能力提升后，皮肤的状况也能逐渐改善。在这之前，只能涂点保湿乳液，暂时缓解。更年期过后，女性荷尔蒙改变，内分泌失调，也会使肤质偏干。如果能长期坚持梳头和推背，疏通膀胱经，会有改善。

问：吴老师您好，我得的也是慢性荨麻疹，有大半年的时间了，和天气没有关系，发于关节背面比较敏感的皮肤上，手脚、屁股、腰上都有，很痒，吃一粒抗过敏药能好三天，三天后仍是原样。中药偏方也吃了不少，没什么用，非常难受。

我还有一个同学，他的情形和我一样，想请吴老师帮忙分析一下。（我去年下半年得过一次重感冒，并发急性咽炎，咳了近半个月才治好，后来医生开的药吃完后，就开始得了慢性荨麻疹。）

前面您讲到肺虚寒气重的人皮肤干燥，缺乏油脂保护，可我是油性皮肤，是否是别的原因，请您帮忙做分析，不胜感激。

答：你的情形看起来比较像是身体的排药反应。大多数的西药是化学合成的，虽然事后都能排出身体，但多少都会残留一部分在体内，这些残留部分常从皮肤排出，就形成疹子。本来这些疹子发完就没了，可是患者常因异常去找医生，医生又开新的药，等旧的药排完，又有新的药要排，就这么没完没了了。

建议这种皮肤上的问题，可以找些以芦荟为原料的产品涂抹，止止痒就好，不要再吃化学合成的药。让身体排净了，西药的排泄就自然会停止。因此，要小心地用药，尽量少用药物。

二问：非常谢谢吴老师帮我分析！这周我换了一种中药方剂，感觉发作的时间由三天变成四天。前天正好是我再次复发的日子，所以我也想拖一天再吃西药，看是不是中药起了作用。于是前天晚上我没有吃抗过敏的药，忍了一个晚上，到早上睡醒时，原有的疹子好了，但是到昨天白天又偶有发作。通常过一个小时左右就好了，结果到了晚上六七点左右，突然开始大面积复发，而且比以前发作速度还要快，仿佛要把两天的痒一起发作出来一样。

所以我有点害怕，想请问这样的情况正常吗？另外，我一般是在晚上六点到七点开始发作，白天偶有发作但不严重，过一个小时就会好，只有晚上发作比较严重。

答：你的皮疹有没有肿的症状？如果有，可能是风疹，是身体太寒的表现。在台湾，民间有个治疗风疹的简单的食疗方子：麻油鸡汤。在网上就可以查到食谱。我的经验是喝一碗可以几个月不发作。麻油鸡是台湾妇女产后进补最重要的食物，是很好的热性食物，可以改善风疹之类的寒性体质问题。

◆ 一 皮肤排毒多发生在夏天

问：我今年三十六岁，女，体重五十一千克，身高一百六十五厘米，生活在上海，主要是在办公室工作，偶尔会出差。今年夏天我的皮肤出现红色疙瘩，最先是较小的疙瘩，随后变大，而且很红，会痒。不抓的话不会太痒，越抓就越痒，过几天疙瘩会自行消失，而消失部位会慢慢变成黑色，摸起来有点硬，最后黑色也会消失。这些疙瘩在一个地方好了之后，又会在其他地方出现。我的右边胳膊上部连续出现这些疙瘩，就连腿上也有，不知这是怎么回事。我记得这些疙瘩去年夏天也出现过，但是没过多久就自行消失了，可是今年再度出现，而且比去年持续时间长。

疙瘩都是夏天出现。最初是在2011年的夏天，脚上被虫子咬了，出现一圈红色的疙瘩，很痒，之后自行痊愈；但2012年夏天又开始出现红色的疙瘩，然后是今年，而且感觉好像持续时间越来越长，一个地方痊愈，另一个地方又冒出来。

因为我一直在看您的书，所以我自己推断，这些疙瘩是在排除我身上的垃圾什么的，就一直忍着没去理它。但不知自己想的对不对，还是有点担心，想再问问您的看法。

这会不会是人们所说的荨麻疹？是不是免疫力的问题导致的？如果不吃药，按摩经络管用吗？我一直坚持做您教的一式三招，对这个有效吗？

答：你想的没错，应该是身体在排除一些毒素。毒素来源可能是重金属或化学的食品添加剂与药物。这些毒素多半从皮肤排出。夏天身体不需要耗费血液进行保温，有较多的血液可供用于这方面，故这些疙瘩多发生在夏天。

随着年龄增长，气血能量会逐渐下降，身体排除垃圾的能力也会逐渐减弱，排除的时间就越来越长。应注意保持良好的睡眠作息，使气血能量下降得慢些，老化速度也会慢些。

搭配线上视频，学习按摩更容易

读者除了可从本书获得养生的理论与方法外，作者特别制作示范说明视频，让读者更清楚各项按摩穴位正确位置与操作手法，视频中完整示范和说明书中所介绍的梳头、推背、简易心包经与相关的经络按摩。读者观看后，定能轻松学会这项简单容易的养生之道。

扫二维码，
看按摩视频

梳头

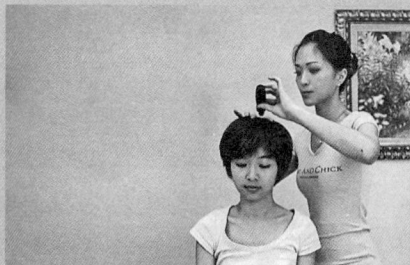

推背

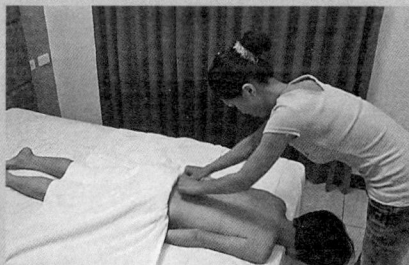

简易心包经按摩

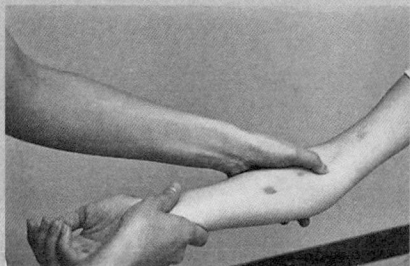

其他经络按摩

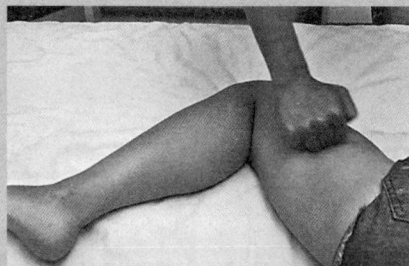